DES

FIÈVRES INTERMITTENTES

A RHYTHMES PROLONGÉS

PAR

Alexandre GOUGAUD

DOCTEUR EN MÉDECINE DE LA FACULTÉ DE PARIS

MÉDECIN DE 2e CLASSE DE LA MARINE

PARIS

ALPHONSE DERENNE

52, Boulevard Saint-Michel, 52

1882

DES

FIÈVRES INTERMITTENTES

A RHYTHMES PROLONGÉS

PAR

Alexandre GOUGAUD

DOCTEUR EN MÉDECINE DE LA FACULTÉ DE PARIS

MÉDECIN DE 2ᵉ CLASSE DE LA MARINE

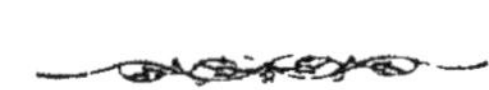

PARIS

ALPHONSE DERENNE

52, Boulevard Saint-Michel, 52

1882

A MON PÈRE, A MA MÈRE

Témoignage de respect, d'affection et de reconnaissance.

A MA FAMILLE

A MES AMIS

A MES MAITRES

A M. LE Dr ROUX

Pharmacien-inspecteur du service de santé de la marine, en retraite
Membre correspondant de l'Académie de médecine.

A M. LE Dr MAISONNEUVE

Directeur du service de santé de la marine

A M. LE PROFESSEUR POTAIN

MON PRÉSIDENT DE THÈSE

DES FIÈVRES INTERMITTENTES

A RHYTHMES PROLONGÉS

On ne croit guère aujourd'hui aux fièvres intermittentes à rhythme (1) ou type prolongé au delà du type quarte. Trousseau (2) dit qu'il n'en a jamais vu dans le cours de sa longue pratique. M. Jaccoud (3) pense que ces affections ne doivent plus être admises aujourd'hui sans réserve ; il est fort possible, selon lui, que le long intervalle d'apyrexie présente de petits accès appréciables seulement au thermomètre ou par l'analyse des urines. Enfin M. Hirtz (4), plus incrédule encore, dit que ces fièvres

1. Le terme de rhythme me paraît préférable à celui de type parce qu'il exprime d'une façon plus précise l'idée d'un *ordre régulier* dans la succession des accès, d'autant plus que la plupart des auteurs contemporains ont étendu la signification du mot type bien au delà de son sens traditionnel ; ils l'appliquent également et à l'ordre de succession des accès et à la *forme* même de l'affection ; ainsi ils disent, par exemple, type continu.

2. Trousseau. Clinique de l'Hôtel-Dieu, tome III, page 423, 2ᵉ édit. 1865.

3. Jaccoud. *Traité de pathologie interne*, tome 2, page 573, 5ᵉ édit., 1877.

4. Hirtz. Article fièvres intermittentes *in nouv. Dictionnaire de médecine et de chirurgie pratiques*, tome 19, p. 190.

sont sur la limite des faits présumés plutôt qu'observés, et qu'elles touchent au domaine de la fantaisie.

Je vais essayer de prouver qu'il y a réellement des fièvres intermittentes à rhythme prolongé, et que quelques-uns de leurs types sont même relativement assez fréquents, j'en donnerai des preuves prises dans les auteurs anciens, j'en citerai d'autres empruntées aux médecins de ce siècle, et je finirai par quelques observations que j'ai pu recueillir moi-même dans un récent séjour au Sénégal.

Monneret (1) dit quelque part : Un grand nombre de questions pathologiques, qu'agitaient les anciens, ont perdu presque tout leur intérêt. Ce n'est pas qu'ils eussent mal observé, mais le diagnostic comme la thérapeutique des fièvres d'accès sont devenus beaucoup plus clairs et plus simples. » Et Piorry (2) ajoute : « Ces réflexions sont tout à fait applicables aux divers types des fièvres auxquels on prêtait jadis beaucoup plus d'attention qu'on ne doit le faire aujourd'hui. »

Il est vrai que, grâce aux travaux modernes, surtout à ceux des médecins militaires en Algérie : d'Haspel, de Maillot, de Jacquot, de Colin, la notion du type a cessé, et avec raison, de dominer l'etude du paludisme. Ce n'est plus le pivot unique autour duquel tournait toute l'histoire des fièvres paludéennes et le trait essentiel qui les distinguait de toutes les autres maladies.

D'une part on a constaté l'intermittence dans d'autres affections ; et d'autre part, les fièvres continues et subcon-

1. Monneret. *Compendium de médecine pratique*, tome 1, page 88.

2. Piorry. Médecine clinique. tome 6, page 54.

tinues ont conquis la place qui leur appartient légitime-
ment à côté des fièvres purement périodiques.

Malgré tout, il ne sera peut-être pas sans intérêt, ne
fut-ce qu'à titre de curiosité scientifique, d'étudier de
nouveau les types des fièvres et spécialement, comme je
me propose de le faire dans ce travail, les plus prolongés,
c'est-à-dire les plus rares de ces types. J'estime d'ailleurs,
bien qu'en dise Piorry, que ce sujet n'est pas absolument
dénué d'utilité pratique. On sait combien est tenace l'action
du paludisme. Alors même que l'homme qui a été atteint
une première fois semble complètement guéri et qu'il a
quitté depuis des années les contrées à malaria, il peut
rester très longtemps encore sous l'influence de la cause
morbide ; il s'est fait en lui comme une sorte de diathèse
paludéenne, laquelle se réveille à la moindre occasion,
traumatisme ou autre, même et souvent dans les cas où
l'on songerait le moins à la soupçonner.

Or, c'est dans ces cas d'impaludation ancienne que l'on
rencontre surtout les accès à intermissions prolongées dont
je vais m'occuper. Comme le stade de frisson manque souvent, que souvent aussi les sueurs sont peu abondantes, on
attribue ces fièvres à quelque autre cause. Si l'on veut
dmettre la longueur possible de certaines périodes
d'apyrexie, la régularité des accès éloignés de cinq, de
six, de huit jours fera songer à la fièvre paludéenne ; le
diagnostic ainsi fait, la guérison sera rapidement assurée. Si
j'ajoute enfin que, dans nombre de cas, l'infection a lieu
sans le moindre marais, sous une influence purement tellurique, comme l'a démontré M. L. Colin, on comprendra
que l'observation de la périodicité conserve une réelle

importance pratique puisque seule, quelquefois, elle peut donner des indices sur la vraie nature de la maladie.

Pourquoi les types prolongés n'existeraient-ils pas aussi bien que les types tierce, quotidien ou quarte? Parce qu'ils sont rares? Mais ce n'est pas une raison pour refuser de les admettre. La fièvre quarte est rare aussi. Elle n'existe pas dans certains pays. Et quelques médecins qui ne l'avaient jamais vue ont pu la nier. La fièvre quotidienne a été fort rare aussi, à certaines époques, au point que Fernel, Senac, Morton et d'autres ont pu la contester, donnant le nom de double-tierce aux quelques exemples qu'ils avaient pu voir. De la même manière Galien qui expliquait chaque type de la fièvre par l'altération d'une humeur particulière, révoquait en doute les observations d'Hippocrate sur les types éloignés, ne trouvant aucune humeur dont l'altération correspondît à ces types. Schenck (1) rapportant l'opinion du médecin de Pergame, fait remarquer, en digne contemporain de Bacon, qu'il n'est pas de raisonnement qui puisse valoir contre un fait observé ; il ajoute qu'en médecine, il n'est aucun homme, quelle que soit d'ailleurs son expérience, qui ait le droit de conclure à la non existence des affections qu'il n'a pas vues. « Souvent, dit-il, en citant Avicenne, souvent vers la fin de la vie, une plus longue pratique et l'expérience des pays étrangers, font connaître des maladies dont on ne soupçonnait pas l'existence. »

1. Schenck, *Observationum medicarum... Volumen.* Nova. édit. (publiée par son fils). Francfort 1609, page 826.

I

L'incrédulité de Galien a fait peu de disciples parmi les auteurs anciens. Depuis Hippocrate jusqu'au commencement de ce siècle, presque tous admettaient sans conteste la réalité des fièvres à rythmes prolongés. Ils avaient créé pour les distinguer toute une terminologie. Ils nommaient quinte ou quintane la fièvre qui survient chaque cinquième jour (avec un accès le premier jour, puis trois jours d'apyrexie suivis d'un accès le cinquième jour). Le type suivant (quatre jours d'apyrexie) s'appelait sextane. On définissait de la même manière les fièvres septane ou septimane, octane, nonane, décimale, quindécimale ou bismensuelle, mensuelle ou menstruelle, trimestrielle, annuelle. Quelques auteurs admettaient même des types plus prolongés : Schenck (1), cite sans y ajouter grande foi, d'après Gilbertus Anglus, une fièvre qui revenait tous les trois ans, et une autre qui se montrait régulièrement de sept ans en sept ans. Borelli (2) rapporte un autre cas de fièvre triennale. Imitant la réserve du médecin de Fribourg, je ne m'occuperai pas de faits de ce genre. C'est de ceux-là qu'on peut dire, avec M. Hirtz, qu'ils sont en plein dans le domaine de la fantaisie et du hasard.

Je n'insisterai pas non plus sur les fièvres annuelles dont il existe un plus grand nombre d'exemples. Schenck

---

1. Schenck, *loco citato. De raris et insolitis typis febrium*, p. 827.
2. Borelli. *Observationes medico-physicæ.*

en cite six. Chose bizarre, dans la plupart des faits relatés, on voit les accès survenir le jour anniversaire de la naissance du malade. L'histoire la plus curieuse est celle d'un architecte italien, racontée par Benivenuto (1). « Chaque année, au jour même de l'anniversaire de sa naissance, il était pris d'une fièvre bilieuse qui ne durait jamais plus de quatorze jours ; jusqu'à ce que, devenu vieux, il fut pris, au dit jour, de la même maladie, dont la violence cette fois l'emporta. »

Je ne donne pas ces singulières affections pour des fièvres à type régulier ; mais il m'a paru curieux de les rappeler. Je rapprocherai de ces faits celui que M. Bouchardat a rapporté dans la *Gazette médicale* (2). Il s'agit d'un vigneron, fort âgé, habitant une contrée très saine où le paludisme était inconnu. Cet homme, ancien soldat du génie, avait pris autrefois des fièvres graves, en creusant un canal dans les maremmes de Toscane. Revenu dans son pays, il y eut fréquemment les fièvres, puis les récidives devinrent de plus en plus rares. Finalement il ne fut plus atteint qu'une fois l'an. Chaque année, au mois d'août, la fièvre le reprenait et durait une dizaine de jours. Le reste de l'année, il n'avait pas à en souffrir ; or, il y avait quarante-quatre ans qu'il avait quitté les pays à malaria. La rate toutefois était restée très grosse.

Evidemment dans ce cas, il ne s'agit pas d'un type régulier annuel mais d'une fièvre tenace, comme on en voit

1. Diert. *Benivenuto. De epid. febribus.* Lucques 1754.

2. Bouchardat. *Note sur l'emploi du sulfate de quinine, avec l'observation d'une fièvre intermittente récidivant régulièrement chaque année depuis quarante-quatre ans.*

quelquefois chez les gens qui ont été profondément intoxiqués (pendant un séjour dans les pays chauds spécialement) : la récidive avait lieu chaque année probablement
sous l'influence de la chaleur et d'un travail plus pénible.
Gintrac (1) cite un autre fait de ce genre, il s'agit d'un
maître d'hôtel de navire qu'il soigna à l'hôpital Saint-
André à Bordeaux. Chaque année, depuis six ans, au mois
de juin, cet homme était pris d'une fièvre qui cédait d'ailleurs facilement au sulfate de quinine.

Hippocrate (2) parle des fièvres à longue intermission. Il
en cite d'à peu près tous les types quintanes, septanes, nonanes, etc.. Il avait même essayé de tirer du rhythme lui-
même des indications pour le pronostic ; selon lui « la quintane est la plus grave de toutes. Elle est également meurtrière, qu'elle précède ou qu'elle accompagne la cachexie.
La septane est de longue durée, mais sans danger. La
nonane, plus tenace encore, n'est pas non plus dange-
reuse. »

On trouve dans les auteurs des deux derniers siècles un
certain nombre d'autres observations de fièvre quintane.
Schenck (3), à qui Trousseau accorde la qualité d'obser-
vateur ordinairement exact et judicieux, dit qu'il en a vu
une. Il en cite quelques autres empruntées aux médecins
de son temps, entre autre l'histoire de cette princesse de la
Mirandole qui en aurait souffert pendant plusieurs mois, au
dire de Jean Arculanus.

1. Gintrac. *Pathologie interne*, tome III, page 226.
2. Hippocrate, *œuvres, trad. Littré*. tome II. Épidémies.
3. Schenck, *loco citato*, page 825.

Le belge Forestus (1) en rapporte aussi quelques cas ;
deux faits m'ont paru frappants : La maladie était sur-
venue chez deux femmes cachectiques dont l'une mourut ;
chez la première, qui guérit, la fièvre, quarte d'abord, était
devenue quintane ; elle resta ainsi pendant tout un mois ;
puis elle devint quotidienne et finalement disparut.

On trouve encore quelques cas dans les auteurs de cette
époque. Curtius, Bernardin de Pérouse, Gemma etc..
Plusieurs d'entre eux, à l'exemple d'Hippocrate, insistent
sur la gravité de ces affections spécialement chez les jeunes
sujets.

Werlhof (2) dit qu'il a vu quelques quintanes ; lui aussi
en admet la plus grande gravité. A propos d'un cas sur
lequel il insiste un peu plus longuement, et qui guérit par
l'écorce du Pérou, il exprime l'idée que ces fièvres ne sont
peut-être que des tierces dont un accès manquerait.

Tulpius (3) parle d'une fièvre quintane qui aurait duré
dix-huit mois et qui guérit par les amers Stoll (4) dit « qu'il
a rencontré quelquefois la quinte analogue à la quarte et
alternant entre elle. C'est une maladie de l'automne, et
comme la quarte, elle est de longue durée. Elle se double
et se triple facilement ». J'ai constaté moi-même l'exactitude de cette assertion.

Morgagni (5) parle d'après Zéviani, d'une jeune fille

1. Forestus, *Observat. medicinal.* Francfort 1602.
2. Werlhof. *De febribus præcipue intermittentibus. Sectio secta,*
p 257, deuxième édit. *Venise,* 1764.
3. Tulpius, *Obser. med.* T. I. III. cap. LII, page 269.
4. Stoll, *Aphorismes, traduction Mahon.* Aphor. 397, Paris 1807
5. Morgagni, *lettre* 49ᵉ, *trad.* Bayle, tome 3, page 181, Paris 1838.

atteinte d'abord d'une fièvre quarte qui se changea en quinte. La quinte se transforma en tierce, laquelle finit par passer au type septane. Ce fait confirme l'aphorisme de Stoll.

Enfin Pierre Franck (1) dit que la quinte s'est présentée cinq fois à son observation. On peut se tromper aisément, ajoute-t il, lorsqu'elle n'a pas une marche constante, et un accès de tierce qui manque peut en imposer. C'est l'opinion de Werlhof, son contemporain, que j'ai déjà mentionnée.

Les fièvres sextanes et septimanes paraissent plus rares que les précédentes. J'ai parlé de l'observation de Zeviani. Schenck (2) en cite quelques cas, un d'après l'italien Bernardin de Burinatis, et un autre d'après Gilbertus Anglus. Savonarole et Fernel (3) ont également observé cette maladie ainsi que Thomas de Vega (4) qui l'a vue une fois. Stoll (5) dit qu'elle s'est présentée deux fois à son observation.

Thomas de Vega relate aussi un cas de fièvre septane ou septimane. Hippocrate avait déjà vu ce type. Rhodius et Spon (6) en on ussi observé, ainsi que Boerrhave (7)

1. Pierre Franck. Des fièvres intermittentes, tome 7. *Traduction* Goudareau, Paris 1820.

2. Schenck. *Loco citato.*

3. Fernel. Pathologie, livre 4, *des fièvres. Trad. française*, Paris 1655.

4. Thomas de Vega. *Commentaria de differentiis Febrium*, Lyon 1626.

5. Stoll. *Loco citato.*

6. Rhodius. Observation, livre I, Obs. XVIII. — Spon. Observations sur les fièvres et les fébrifuges à l'occasion du remède du chevalier Talbot. Lyon 1682.

7. Boerrhave. Aphorisme 346.

et l'américain Harris. Morgagni (1) en a vu un cas sur un professeur de l'université de Padoue. Werlhof en a ob servé un autre ; il la regarde comme une fièvre quarte dont un accès manquerait. C'est l'explication qu'il avait déjà donnée pour les quintanes, et que Galien avait d'ailleurs proposée bien des siècles avant Werlhof. Je préfère l'opinion de Morgagni. « Bien que ces fièvres, dit-il parlant des quintes et des septanes, succèdent presque toujours à des quartes, il ne faut pas les prendre pour des quartes dont l'intervalle serait devenu plus long. »

Mais de tous les types prolongés l'octane est sans contredit le plus commun. Cela tient-il à une fréquence réellement plus grande, comme je le pense, ou seulement à ce que les paroxysmes survenant exactement le même jour de la semaine, attirent davantage l'attention des malades et même des médecins ? Quoi qu'il en soit, les anciens comme les modernes citent beaucoup de cas de fièvres octanes et il serait facile d'en réunir un grand nombre. Je me contenterai de rapporter quelques exemples empruntés aux auteurs des derniers siècles.

Ettmuller (2) rapporte un cas dans lequel l'accès survenait tous les vendredis soirs. Paulini (3) en relate un autre qui se montrait au contraire tous les vendredis au matin. Schultze (4) dans le même recueil, en rapporte un troisième qui eut cinq paroxysmes revenant chaque semaine

1. Werlhof. *Loc. cit.*
2. Ettmuller. *Opera omnia.* Tome II, page 1. Francfort, 1676.
3. Paulini. Éphémérides des curieux de la nature, déc. 11.
4. Schultz. Éphémérides. Déc. 1.

au même jour et exactement à la même heure, avec des symptômes absolument semblables. On en trouve un autre dans de Haen (1) : il y eut quatre accès, Hagendorn (2), Bailloud (3) en rapportent également. Tissot (4) parle d'un malade qui avait la fièvre également une fois par semaine, tous les dimanches soir. Enfin Strack (5) cite une observation de fièvre octane, irrégulière d'abord puis fixée au mercredi de chaque semaine. Le malade eut cinq accès avant que le quinquina pût les couper.

Les auteurs anciens rapportent aussi de nombreux cas de cette affection. En voici un que Schenck (6) emprunte à Amatus Lusitanus ; qu'on ne permette de le citer complètement. On verra avec quel soin observaient ces vieux médecins, aujourd'hui trop dédaignés peut-être. Ainsi

1. Haen. *Divisio febrium.*

2. Hagendorn. Observation centuriæ. Cent 11, observ. LVII. *Lipsiæ,* 1698.

3. Bailloud. Épidémies, tome II, page 225.

4. Tissot. OEuvres. Tome IX.

5. Strack. *Observationes de febribus intermittentibus,* page 4, Offenbach, 1785.

6. Amatus Lusitanus : *Curationum medicinarum centuriæ. Bordeaux* 1620 ; et in Schenck, *loco citato. — « Achias adolescens, temperatura sanguineus, inchoante hyeme, febri correptus est octana quæ ad medium veris usque perduravit; non quidem obscuris aut absconditis paroxysmis, sed evidentibus et satis manifestis circuitibus; singulis namque octo diebus, adolescens hic horret, horrore quidem perdurante unam, exinde subsequitur febris, quindecim fere horas eum affligens. Sed post, ita recte valet ac si nihil mali passus esset; imo munia sua omnia illico exacte conficit; artem autem textricem exercet. Cæterum incipiebat paroxysmus ante lucem sabathi, perdurabatque fere totum diem ; qua de re hæsitare cæpi an ob errorem aliquem commissum ab ado-*

seront justifiées et la longueur des citations que je leur
emprunte et la confiance qu'ils m'inspirent, du moins sur le
sujet dont il s'agit.

‹ Achias, jeune homme de tempérament sanguin, fut pris
au commencement de l'hiver d'une fièvre octane qui dura
jusqu'au milieu du printemps. Il ne s'agissait pas d'accès
peu marqués ou larvés, mais au contraire tout à fait mani-
festes. Tous les huit jours en effet, ce jeune homme était
pris d'un frisson qui durait une heure. Puis venait la fièvre qui le tenait pendant quinze heures. Après quoi, il se
portait aussi bien que s'il n'avait eu aucun mal, et pouvait même se livrer aussitôt aux occupations de son état ;
c'était un tisserand. L'accès du reste venait avant l'aube
du jour du sabbat et durait toute la journée. Cela fit que
je me demandai si la cause de la fièvre n'était pas quelque
excès de table commis par ce jeune homme pendant la
nuit. Mais j'ai constaté qu'on ne pouvait rien incriminer de
semblable. Les Israélites (surtout les ouvriers) ont bien
l'habitude de boire plus abondamment le samedi, à cause
du repos de ce jour ; mais comme je l'ai dit, ce jeune
homme ne tombait pas dans ces excès, et j'acquis même
la certitude que, cette nuit-là, il s'abstenait complètement
de boire et de manger… Soigné suivant les règles, il recou-
vra la santé. ›

*lescente, in ea nocte præcipue in cibo et in potu, febris hæc veniret.
Sed cum experior, nihil tale esse deprehendo. Solent namque
Hebræi, præcipue artifices, nocte sabathio dicato, majori otio
vacantes, liberalius cibari. Sed ut dixi, adolescens hic in hoc non
cc inquebat, imo certus fui eum noctem hanc continuo absque
albo et potu transigere….. cum multa data sint medicamenta,
sanatus est. »*

Mon vieil auteur en s'assurant que son malade ne commettait aucun excès la veille de sa fièvre allait au devant d'une des objections qui ont été faites contre l'existence de la fièvre octane. Pour beaucoup d'auteurs, ce ne serait pas un type, mais seulement une rechute amenée par quelque cause occasionnelle survenant d'une façon régulière tous les huit jours. C'est l'opinion de Requin (1) lequel fait remarquer que, dans les observations citées, on voit les accès survenir généralement le dimanche ou le lundi. La rechute, dit-il, s'explique facilement en ce que le dimanche, les habitudes du sujet sont plus ou moins changées, et qu'il se commet ce jour là plus que les autres, des écarts de régime ou au moins un changement d'habitudes.

J'ai cité des cas où la fièvre survenait le vendredi ou le mercredi. Je ne nierai pas d'ailleurs que l'intermittence régulière ne puisse être commandée souvent par un enchaînement de causes elles-mêmes régulières, venant périodiquement replacer le malade dans les conditions où il est le pus apte à prendre la fièvre. Mais cette remarque s'applique à tous les types, et spécialement au type quarte ; or trouve-t-on souvent, dans les fièvres quartes de ces causes périodiques des accès revenant exactement chaque quatrième jour et qu'il suffise de supprimer pour supprimer aussi l'accès? Non, l'accès quarte revient régulièrement tous les quatre jours parce que telle est sa nature ; il en est de même de l'accès octane : il est aussi naturel que l'accès quarte. Nous ignorons toujours la cause de l'intermittence, malgré d'in-

1. Requin : *Eléments de Pathologie médicale.* Tome 2, page 288. Paris 1852.

génieuses hypothèses ; et une intermittence d'un jour, ou
de deux jours n'est pas plus explicable, je le répète, que
l'intermittence de cinq, de huit ou de quinze jours.

Les fièvres nonanes sont fort rares. Hippocrate en parle,
Zacutus Lusitanus (1) en a vu une qui dura deux ans,
Thomas de Vega (2) parle d'un homme qui tous les neuf
jours était pris de fièvre ; il y avait un accès chaque jour
pendant trois jours, puis apyrexie complète jusqu'au neu-
vième jour à partir du premier accès. C'est la confirmation de l'aphorisme de Stoll : « Ces fièvres, dit-il, en parlant des types prolongés, ces fièvres se doublent et se tri-
plent fréquemment comme la quarte. »

Enfin Werlhof (3) raconte l'histoire d'une jeune fille
de douze ans qui présentait des manifestations scrofuleuses.
Cette enfant fut atteinte d'une fièvre intermittente dont les
accès revenaient exactement tous les neuf jours. Elle eut
ainsi six accès. Et Werlhof, qui admet volontiers le type
octane comme naturel, mais qui ne regarde pas le nonane
comme tel, fait là-dessus cette réflexion singulière. « Cette
fièvre, dit-il, doit être rapportée à l'octane, de même qu'on
rapporte aux menstrues l'écoulement qui chez la femme
ne survient qu'après cinq semaines ? » C'est le cas de ré-
péter la réflexion de Morgagni (4) : « il ne faut pas prendre les quintes pour des quartes dont les intervalles sont

1. Zacutus Lusitanus. *Praxeos medicinalis libri*, lit. III, obs.
34.

2. Thomas de Vega, *in Schenck, loco citato.*

3. Verlhof. *De febribus præcipué intermittentibus*, page 257.

4. Morgagni. *Opus citatum*, page 191.

devenus plus longs, à moins qu'on ne veuille prendre aussi les quartes pour des tierces prolongées. »

Les fièvres décimanes sont aussi peu communes. On en trouve un cas dans Zacutus : la maladie aurait duré dix-huit mois ; il y en a un autre fait dans Gilbertus Anglus. Werlhof qui, sans l'avoir vu, admet la possibilité de ce type, cherche à l'expliquer en disant que c'est peut-être une fièvre quarte à laquelle manquent deux accès consécutifs.

On trouve dans les mêmes auteurs quelques cas de fièvres bimensuelles et mensuelles ou menstruelles. Les premières ne sont même pas très rares. Werlhof en a vu et il cite, d'après Nigrisol (1), une observation d'après laquelle la maladie se serait prolongée pendant dix mois. Enfin on trouve dans Schenck, dans Paulini, et dans Rodlin quelques faits de fièvre mensuelle.

Tels sont les principaux documents fournis sur la question par les anciens médecins. L'authenticité de la plupart d'entre eux me paraît à peu près certaine : « Les anciens avaient bien observé, dit Monneret. J'ai tenu à les citer parce que je crois qu'il ont dû observer mieux que nous la *marche naturelle,* de la fièvre paludéenne. En effet, au temps où ils écrivaient le quinquina n'était pas encore connu ou son emploi n'avait pas été généralisé. En notre temps au contraire il est très rare d'observer des fièvres qui n'aient subi l'influence de l'antipériodique, et dont les accès par suite, n'aient pu être plus ou moins retardés ou modifiés.

1. Nigrisol. *Febris chinachinæ expugnata*, Ferrare 1700.

II

Les rhythmes prolongés, presque généralement admis autrefois, ne trouvent plus guère de créance, comme je l'ai dit, parmi les auteurs de notre siècle qui en rapportent très peu d'exemples. En voici la raison d'après Monneret : grâce au sulfate de quinine, la thérapeutique des fièvres d'accès est devenue si facile, surtout dans nos climats, leur marche a été tellement modifiée, qu'on n'a plus accordé qu'une attention secondaire aux questions se rattachant à certains points de l'étude de ces fièvres et spécialement aux types.

On rencontre pourtant encore un certain nombre d'observations qui démontrent péremptoirement l'existence des fièvres dont je m'occupe. On en trouverait, je crois, assez facilement un plus grand nombre dans les recueils périodiques. Tous les pathologistes d'ailleurs ne se montrent pas aussi incrédules que ceux que j'ai cités. M. Bouchut (1) admet l'existence des types prolongés, même mensuels ; il dit qu'il en a vu, et M. Jaccoud lui-même dans une note à la clinique de Graves (2) reconnaît la réalité de quelques uns de ces types. « Le type septane n'est pas nouveau, dit-il ; ce n'est qu'un type rare. » Gintrac (3) dans son traité de pathologie admet également les longs rhythmes, et je lui ai emprunté quelques-unes de ses observations.

1. Bouchut, *Pathologie générale* 3ᵐᵉ édit., page 225.
2. Clinique de Graves, *trad.* Jaccoud, tome 1, page 468.
3. Gintrac, *Traité de pathologie interne*, Tome 3, page 622.

Mais voici des exemples.

Fièvre quintane. — Miquel (1) rapporte tout au long l'observation suivante, dans le trentième volume du *Bulletin de thérapeutique*, je la résume.

Observation I

Fièvre quintane durant plusieurs mois et réfractaire à la quinine.

Gustave Lambert, 17 ans, tempérament lymphatico-nerveux, fut atteint, au milieu de juin 1840, d'une douleur siégeant à la partie moyenne et antérieure de la jambe droite. La partie douloureuse devint le siège d'un gonflement qui s'étendit jusqu'au mollet, mais sans trace d'érysipèle ou de phlegmon.

Le 13 juillet, à trois heures de l'après-midi, le malade fut pris d'un frisson excessif, suivi d'une forte chaleur sans sueur, qui dura jusqu'au lendemain ; il n'y eut pas d'exagération de la douleur de la jambe. Puis tout rentra dans l'ordre. Trois jours pleins se passèrent sans fievre. Mais le cinquième jour, à cinq heures du soir, il survint un nouveau frisson. Cette fois, les douleurs de la jambe devinrent intolerables. Le tout dura trente heures. On administra la quinine à la dose d'un gramme par jour pendant les trois jours suivants. Néanmoins, l'accès reparut encore le cinquième jour. Malgré la quinine, les accès se continuèrent de cinq jours en cinq jours, un peu moins intenses, toutefois, qu'au début ; ils survenaient toujours à peu près aux mêmes heures. Un changement d'air fut conseillé : le malade habitait Paris, il alla au bord de la mer. La fièvre disparut bientôt. Le mal de la jambe guérit lui-même très peu de temps après.

1. Miquel, *Bulletin de thérapeutique* 1846, Tome XXX, page 622.

Observation II

Empruntée à Gintrac (1).
Il s'agit d'une fièvre quintane dont les accès se prolongeaient au point
de ne laissei entre eux qu'un jour d'apyrexie.

M. R..., avocat, 52 ans, tempérament sanguin-nerveux, constitution délicate. A eu plusieurs attaques de goutte. Au retour d'un
voyage dans une contrée marecageuse, il ressentit dans la soiree du
8 août 1831, après son dîner, un fiisson suivi de chaleur vive.
Appelé le lendemain, je trouve le pouls plein et fréquent, la tête douloureuse, rien du côté des voies digestives (boissons delayantes). La
nuit, un peu de moiteur.

Le 10. — La fièvre persiste ; elle est plus intense que la veille.
La céphalalgie est plus forte (douze sangsues à l'anus).

Le 11, dans la matinée, amelioration. Le soir, apyrexie complete.

Le 12, de grand matin, malaise, frissons, fièvre, qui augmente au
milieu du jour et provoque une exaltation uerveuse très intense, agitation, délire ; le soir sueurs abondantes, mais persistance de la fièvre.

Le 13. — La fièvre a diminué, sueurs ; quinine en potion et en
lavement.

Le 14. — Persistance de la fievre. Elle cède le 15. Le soir,
apyrexie. Les jours suivants, convalescence. Au mois d'octobre, la
fièvre s'est reproduite, mais géneralement sous le type tierce. Puis
guérison complète.

Fièvres séxtanes. — M. Girbal (2) devenu depuis pro-
fesseur-agrégé à la Faculté de Montpellier, a publié les
deux observations suivantes de fièvre sextane recueillies
dans le service de Cayzergues :

1. Gintrac. *Pathologie interne*, tome 3, page 623, Paris, 1853.
2. *Archives générales de médecine*, 1853, Tome I page 471.

Observation I

Fièvre sextane précédée de deux accès quartes. Guérison spontanée
après cinq accès régulièrement sextanes.

Tendil, 24 ans, cultivateur, bien constitué, lymphatico-sanguin,
travaillant depuis trois ans aux rizières de la Camargue. A eu, à
plusieurs reprises, la fièvre tierce ou quarte, coupée chaque fois par le
sulfate de quinine. Entré à l'hôpital de Montpellier le 3 avril 1850,
ayant eu, depuis quinze jours, à Avignon, quatre accès, les deux premiers du type quarte. Le troisième a paru le 4 avril, après quatre
ours d'apyrexie.

9 avril. — Face jaune, terreuse, perte de l'appétit. Rate sensible
au niveau du rebord costal; quatrième accès ce jour là, de cinq
heures à 9 heures du soir. C'est le second qui reparaît sous le type
sextane.

10, 11, 12 et 13 avril. — Apyrexie complète.

14 avril. — Troisième accès sextane un peu moins intense que les
précédents, chaleur et sueur pendant trois heures.

15, 16, 17, 18 avril. — Apyrexie.

19 avril. — Quatrième accès sextane, à sept heures du soir, frissons pendant vingt-cinq minutes, puis chaleur et sueur pendant six
heures.

24 avril. — Cinquième accès sextane plus léger.

29 avril. — L'accès a manqué. Sortie le 4 mai. Amélioration de
l'état général, appétit normal. Persistance de l'engorgement splénique.

Observation II.

Fièvre sextane précédé de deux accès quotidiens.
Guérison après cinq accès.

Maillot, 40 ans, domestique, bien constitué, lymphatico-sanguin.

Le 10 mai. — Cet homme a eu un accès complet qui a duré de sept heures du soir à minuit. Le lendemain l'accès s'est reproduit à la même heure. Du 12 au 16 mai, santé parfaite.

Le 16. — Nouvel accès se reproduisant le 21 et le 26, entrée à l'hôpital le 27, symptômes bilieux (Ipeea. 1, 50).

Du 28 au 30 apyrexie. — Le 31, accès plus léger que le précédent, et durant de midi à trois heures.

Le 5 juin, cinquième et dernier accès. — Le 10, la guérison est complète. Le malade sort de l'hôpital.

Fièvre septimane. — Je ne trouve chez les contemporains, aucun exemple vrai de cette fièvre. Ceux qui sont rapportés sous ce nom me paraissent devoir être rapportés à la fièvre octane. En effet, c'est cette dernière dénomination qui convient aux accès reparaissant une fois chaque semaine ; on doit dire octane et non septane. comme on dit tierce, quarte. Cependant Graves (1) parle d'après des médecins Russes, d'une épidémie de fièvre septane qui sévit à Ufa dans le district de Kazan, sur les bords du Volga, et qui fut extrêmement meurtrière. D'après les quelques détails que donne Graves, cette affection paraît se rapporter réellement à la fièvre septane vraie. Guéguen en a cité un autre exemple.

Fièvre octane. — C'est la plus commune de toútes. Comme je l'ai dit, quelques auteurs la décrivent sous le nom de septane. Quelques-uns même, à l'exemple de Gintrac l'apellent fièvre *octane* ou *hebdomadaire*, oubliant

1. Graves. *Clinique medicale*. Traduction Jaccoud. Tome 1, page 469.

qu'hebdomadaire n'est que la traduction grecque du mot septane. Mais passons. Voici quelques observations :

OBSERVATION I.

Accès octanes, guérison par la quinine administrée après le troisième accès. J'emprunte ce fait à Laroche d'Angers (1).

Le 24 août 1857, un jeune homme de 16 ans, fut pris d'un frisson violent qui dura trois heures et fut suivi d'une fièvre laquelle persista toute la nuit et se termina par des sueurs abondantes.

C'est un dimanche que l'accès s'était montré. Du lundi au dimanche suivant, on n'observa rien d'anormal. Le malade se plaignit seulement d'être un peu courbaturé.

Le dimanche 3 août, à midi, mêmes symptômes que huit jours auparavant Frissons durant trois heures, fièvre toute la nuit. Sueur le lundi matin. Puis la semaine se passe encore sans mal.

Dimanche 7 septembre à sept heures du soir, accès tout semblable aux précédents. Celui-ci dure toute la journée du lundi et se termine dans la nuit par des sueurs abondantes.

Dimanche 14 septembre à midi, reapparition de la fièvre, qui finit dans la nuit par de la transpiration.

Jusque là on s'était borné à prescrire des amers, et le malade avait ete mis à un régime alimentaire modéré ; le lundi 15 septembre on preserit de la quinine ; 0,25 centigr. a prendre les trois premiers jours de la semaine ; et 0,10 centigr. les trois derniers ; le dimanche suivant le malade n'a pas de fièvre mais dans la nuit il s'éveille tout couvert d'une sueur abondante. La quinine est continuée, le dimanche d'après la fièvre n'a pas reparu. La guérison s'est maintenue.

1. Laroche d'Angers, *in Gazette des hopitaux* 1842, page 456.

Observation II

4 accès octane. Guérison par la quinine administrée à partir du troisième
accès. — Empruntée à Mondière de Loudun (1).

Le 17 octobre 1842, dit Mondière, je fus appelé auprès d'un
homme de soixante ans, riche campagnard. Constitution bonne, tempérament sanguin. Huit jours auparavant, dans la nuit du dimanche
au lundi il a été réveillé par un frisson, suivi de chaleur avec céphalalgie intense s'accompagnant d'étourdissements, et de tintements
d'oreille, enfin de tous les symptômes d'une congestion cérébrale.
Un médecin appelé aussitôt fit une saignée de 750 grammes qui
n'amena aucun soulagement. Mais quelques heures après, le malade
transpira abondamment, et les symptômes disparurent très rapidement. Il fut bien toute la semaine ; mais dans la nuit du dimanche
au lundi suivant, il fut pris d'un nouveau frisson plus fort que le précédent ; même chaleur, mêmes étourdissements, même céphalalgie. Je
le vis à ce moment : Nouvelle saignée qui n'amena aucun résultat.
Puis quelques heures après sueurs abondantes. Le malade aussitôt se
sent soulagé. Il est bien encore toute la semaine.

Le 24 au huitième jour, nouvel accès se terminant encore par
d'abondantes sueurs, vers dix heures du matin le lundi.

Cette périodicité attirant la pensée vers une affection paludéenne,
on prescrit de la quinine pour le dimanche suivant et on permet au
malade de se relâcher du régime sévère auquel il a été soumis.

Le 31 dimanche. — Nouvel accès mais retardé de six heures et peu
intense. Nouvelle prescription de quinine pour chacun des trois dimanches suivants, cessation complète des accidents.

Mondière en relatant ce fait, le rapproche d'un autre, qui est

1. Mondière. *Revue médicale de Cayol* 1843, tome 11 page 143.

raconté par Adam Limprecht (1) il s'agit d'un homme qui présentait une attaque d'apoplexie revenant trois dimanches consécutifs, vers le matin, et qui mourut à la troisieme attaque. C'était probablement une fièvre pernicieuse octane.

OBSERVATION III

Fièvre octane traitée sans quinquina. Onze accès. Guérison. — Empruntée à Guillemeau (2).

Madame B ... habitant Niort, ordinairement bien portante. Le samedi 22 juillet, vers quatre heures du soir, cette dame est prise de pandiculations. Céphalalgie, nausées, frissons, chaleurs, puis sueurs abondantes dans la matinee du 23.

Six jours d'apyrexie, le samedit 29, mêmes phénomènes que le samedi précedent.

Samedit 5 août, troisième accès. — Quatrième accès le 12 août (Emétique). — Le 19 août, nouvel accès. La malade a été purgée la veille, la fievre s'est montrée moins longtemps et moins fortement que précédemment. Nouvel accès peu intense le 26. La malade prend des amers.

Le 2 septembre, nouvel accès. Il s'en montre encore chaque samedi pendant tout ce mois. Mais ils sont de moins en moins forts et cessent complètement dans les premiers jours d'octobre.

OBSERVATION IV

Trois accès octanes. — Empruntée à Despeaux (3).

Duhamel, 21 ans, cultivateur, habituellement bien portant, a eu

1. Adam Limprecht : *Acta cur. nat.* tome 3 observation LXXV.
2. Guillemeau. — *Bibliothèque médicale* 1811, tome 31 p. 192.
3. Despeaux. *Gazette des médecins praticiens* 1840, p. 228.

trois accès de fièvre intermittente, qui se sont succédés de huit jours en huit jours, le samedi. Les accès qui commençaient le samedi matin duraient près de vingt-quatre heures. Le deuxième fut un peu moins intense et moins long que le premier. Le troisieme au contraire (le 28 avril 1840) fut plus violent ; il se prolongea jusqu'au dimanche matin à dix heures. Dans la journée du dimanche le malade sentit du malaise. Le soir il fut pris de délire avec attaques épileptiformes. Pas de fievre d'ailleurs. On prescrit du sulfate de quinine et de l'opium à haute dose, les symptômes s'amendent peu à peu. Il reste toujours un peu de contracture douloureuse des muscles du cou, et de la rétention d'urine due à un rétrécissement spasmodique de l'urèthre.

3 mai. — Il y a un peu de gêne de la respiration ; l'auscultation révèle des râles sibilants dans toute la poitrine, leger accès de fievre précédé d'un frisson, sulfate de quinine 1 gr. opium 0,05.

4 mai. — Samedi pas de fièvre ; sulfate de quinine 1 gr. 20.

5 mai. — Très léger accès. — 6. Nouvel acces un peu plus long, quinine 1 gr.

11 mai. — (samedi) autre accès beaucoup plus violent que les trois precédents débutant à neuf heures du matin (l'heure habituelle) et durant cinq heures, le sulfate de quinine est continué. — Nouvel acces le 13. Guérison.

On remarquera dans cette observation que l'avant dernier accès du samedi qui a manqué, a été remplacé par trois accès, l'un venant le vendredi, l'autre le dimanche, le troisième le lundi. Le malade, à ce moment d'ailleurs, était sous l'influence de la quinine donnée à très hautes doses.

Otto (1) rapporte une autre observation, mais beaucoup moins nette que les précédentes, il s'agit d'une femme qui eut d'abord une fièvre tierce qui se termina par trois accès octanes, dont le premier et le dernier tombèrent bien

1. Otto. *Gazette médicale* 1833, p. 878,

au même jour de la semaine ; mais le second eut un retard de vingt-quatre heures.

Mahé (1) dans sa clinique de l'hôpital maritime de Brest. a trouvé deux cas de fièvre octane, sur quatre-vingt six cas de fièvre paludéenne ; c'était chez deux individus revenant des pays chauds.

Observation. — Moi-même j'ai connu une dame d'une cinquantaine d'années qui avait habité longtemps Rochefort ou les fièvres paludéennes sont endémiques, comme on le sait. Elle y avait eu de fréquents accès, tierces au début de son séjour, puis irréguliers, revenant souvent sous la moindre influence, fatigue ou émotion. Cette dame quitta Rochefort pour aller habiter une ville du centre. Là les accès devinrent octanes. Tous les mercredis la fièvre revenait à peu près à la même heure. Quand sous l'influence de la quinine prise la veille, l'accès avortait, il était souvent remplacé par un malaise très prononcé revenant à la même heure. On chercha inutilement qu'elle circonstance, dans la vie ordinaire de cette dame, pouvait ainsi ramener ces accès à jour fixé. Quand la fièvre interrompue pendant quelques temps, récidivait, c'était presque toujours le mercredi. Après un an sous l'influence du traitement, cette régularité finit par disparaître, les accès plus rares ne reparurent plus exactement le mercredi. Puis finalement, la malade ayant pris des arsenicaux, ils disparurent presque complètement, pour ne plus se montrer qu'à des intervalles très longs et tout à fait irréguliers.

1. Mahé. *Archives de médecine navale*, tome 21, p. 34, 1874.

Les fièvres légitimes ne sont pas les seules qui existent sous le type octane, il y a aussi des fièvres larvées.

Tissot (1) parle d'un malade, qui tous les huit jours, le lundi, était pris d'une forte migraine laquelle occupait tout le côté droit de la tête, et survenait exactement à la même heure ; cette affection finit par céder à l'écorce du Pérou.

OBSERVATION I

Fièvre larvée, octane, quatre accès. Meynier (2) a publié sous le titre de fièvre ophthalmique octane, l'observation suivante.

La femme Jacquot vient me consulter le 18 février 1834. Elle a eu mal aux yeux autrefois, mais sans rien d'extraordinaire. Elle nourrit : son enfant et elle, ont d'ailleurs une santé générale excellente.

Le samedi 1er février, elle ressentit sans cause connue une cuisson vive à la partie inférieure de l'œil gauche. Il y avait une tache rouge qui finit par occuper toute la conjonctive, en même temps que la douleur s'étendait aux parties voisines de l'orbite. Anorexie, malaise, insomnie. Pas de frisson ni de chaleur notable. Le lendemain dimanche les symptômes vont croissant. Ils restent stationnaires le lundi, décroissent le soir du lundi et le mardi, et se terminent complètement le mercredi.

Le samedi 8, mêmes phénomènes que la semaine précédente ; même siège, même succession, même durée.

Troisième accès le samedi 15, avec cette différence que l'œil gauche, cette fois, est pris, l'autre restant indemne.

Quand je vis la malade le mardi 18, l'accès commençait à décroître, comme les autres mardis. Cependant la conjonctive était toujours rouge et très injectée. La quinine fut prescrite.

1. Tissot, *OEuvres médicales*, tome IX.
2. Meynier. *Gazette médicale*, page 134. 1838.

Le quatrième accès ne se manifesta que par une légère rougeur à l'œil droit, et seulement le dimanche, puis plus rien. La guérison se maintint,

On remarquera dans cette curieuse observation que les symptômes au lieu d'éclater brusquement augmentent peu à peu d'intensité puis ne diminuent que lentement, le tout durant plusieurs jours. Cela concorde bien avec ce que dit Guéguen (1), que souvent dans les fièvres octanes, la température commence à monter insensiblement un ou deux jours avant l'accès. Puis au lieu d'avoir une défervescence subite, elle décroit lentement et n'atteint la normale qu'après être descendue peu à peu pendant encore 24 ou 48 heures. C'est tout à fait la marche suivie, dans l'observation précédente, par les phénomènes congestifs et douloureux remplaçant l'accès paludéen ordinaire.

Observation XI

Fièvre larvée. Diabète intermittent octane, guérison par la quinine,

Mondiere (2) rapporte, d'après Doucet, une autre curieuse observation d'octane larvée. Il s'agit d'un homme qui fut atteint d'un diabète insipide intermittent, accompagné d'accès febriles et survenant la nuit, d'abord sous le type tierce. La quinine prescrite à haute dose eût bientôt pour résultat d'eloigner d'abord, puis de couper les accès, ce qui n'empêcha pas le malade de tomber dans une cachexie profonde. Les accès d'ailleurs ne tardèrent pas à récidiver et à partir de ce

1. Guéguen, *Étude sur la marche de la température dans les différentes fièvres.*

2. Mondière, *Loco citato.*

moment ils se montrèrent régulièrement le lundi. Tous les moyens employés ne réussirent pas à les empêcher de se montrer chaque lundi soir et cela pendant six semaines. Enfin ils finirent par céder au quinquina à haute dose, longtemps continue et associé aux antispasmodiques et à l'opium.

Les cas de diabète intermittents et même à intermissions prolongées ne sont pas absolument introuvables. Camerarius (1) rapporte l'histoire d'un homme de 63 ans qui fut pris dans l'automne de 1705 d'un flux d'urine lequel revenait très régulièrement tous les huit jours en s'accompagnant de quelques symptômes généraux, l'accès durait un jour et une nuit, le lendemain il y avait rémission notable. Mais le malade n'était tout à fait bien que le troisième jour. Les accès se reproduisirent ainsi pendant six mois, on employa toutes espèces de remèdes, excepté le quinquina. Le malade finit par succomber dans le marasme.

Mongellaz (2) rapporte un fait analoge. Le diabète revenait tous les mois. On en trouve un autre dans Bartholin.

Dans le cas de Doucet, il s'agit d'un diabète insipide. Il est probable qu'on eût trouvé un peu de sucre si les procédés cliniques d'analyse eussent été plus répandus à cette époque. Les rapports du diabète et de la fièvre paludéenne sont d'ailleurs aujourd'hui bien démontrés, et s'il est certain que les cas de glycosurie paludéenne sont beaucoup plus rares que ne le pense M. Burdel, il n'est pas moins sûr qu'il en existe, au moins dans les climats tempérés.

1. Camerarius, cité par Mondière, *loco cit.*
2. Mongellaz, *Monographie des irritations ou fièvres intermittentes.*

Fièvre nonane. — Je n'ai trouvé que deux cas de fièvre nonane. Le premier est emprunté à Lecluyse (1) et a été publié dans le *Bulletin de la Société de médecine d'Anvers.* Il s'agit d'un apprenti boulanger, âgé de quinze ans, qui fut pris d'une fièvre dont les accès revenaient tous les neuf jours, accompagnés d'une névralgie lombo-sciatique très douloureuse. Le tout céda au sulfate de quinine.

Le second cas a été reproduit par Mondière sous le nom de fièvre octane. On verra en le lisant qu'il s'agit bien d'une nonane.

OBSERVATION.

Fièvre nonane revenant régulièrement pendant six mois. Cachexie. Guérison par le quinquina. — Empruntée à Richebois (2).

Femme de soixante ans, constitution faible, cachexie profonde. Depuis quatre mois elle eprouve sans cause connue des accès de fièvre qui reviennent regulierement tous les huit jours. Les forces baissent de jour en jour.

13 juillet 1809. — La malade a les traits allongés, la figure d'une pâleur excessive, langue blanche, sale, bouche pâteuse. Céphalalgie sous-orbitraire, faiblesse génerale. Pas de fièvre. *La veille* il y a eu un accès semblable aux précedents ; le frisson qui a duré deux heures a été suivi de chaleur sans sueur mais avec céphalalgie violente.

Emetique. Vomissements bilieux.

20 juillet. — Frisson durant trois heures. Chaleur sans sueur. L'accès a été plus court que le precédent. Le reste de la semaine se passe sans fièvre. La faiblesse pourtant paraît angmenter.

1. Lecluyse, *Bulletin de la Société médicale d'Anvers,* 1840.
2. Richebois. *Bibliothèque médicale* 1811. Tome 31 page 419.

28 juillet au matin. — Apyrexie. A six heures du soir nouvel accès plus violent que tous les autres. Il est suivi de perte de connaissance : la malade reste dans une prostration extrême. On prescrit l'écorce de quinquina ; la malade en prend tous les jours.

5 août. — Nouvel accès peu intense l'état général est bien meilleur. On continue le quinquina donné la veille des jours d'accès. Guérison complète.

Fièvre bimensuelle. — Cette affection est moins rare que la précédente. Miquel d'Amboise, en cite un cas observé par lui-même.

En voici un autre exemple emprunté à Gintrac (1).

Un jeune homme de vingt-trois ans entre à l'hôpital de Bordeaux en juin 1850, il dit qu'il a la fièvre tous les quinze jours depuis deux mois. Les accès ont été précédés d'accès quartes réguliers, la rate est très développée.

8 juin au soir accès, rien jusqu'au vingt inclusivement.

21 juin. — Nouvel accès. A partir de ce moment les accès reviennent au type quarte ; le malade demanda son éxéat peu de jours après.

On voit dans cette observation un nouvel exemple de la facilité avec laquelle les types se transforment les uns dans les autres.

Voici une autre observation : elle est du médecin anglais Goodeve de Calcutta (2). Il s'agit d'une fièvre bimensuelle d'une nature spéciale évidemment paludéenne et qui serait commune dans tout le bas Bengale, attaquant surtout les ouvriers et les pauvres.

L'accès commence par du malaise, de la céphalalgie, et des nausées ; puis surviennent les frissons et la fièvre, le

1. Gintrac. *Loco citato.,*
2. Goodeve. *In Revue médicale* 1837. Tome 2 page 257.

tout dure environ quarante-huit heures, et le malade revient peu à peu à l'état normal. Le caractère spécial de cette affection consiste dans un œdéme des jambes accompagné de douleurs et d'un peu d'inflammation qui cessent avec l'accès. Au début de la maladie, l'œdème disparaît pendant la période de l'apyréxie. Plus tard il persiste ; mais chaque paroxysme ramène la tuméfaction et l'inflammation. Quelquefois le gonflement gagne les cuisses et le scrotum. Au début il n'y a souvent que de la douleur sans augmentation de volume. L'accès revient réguiièrement tous les quatorze jours et cela pendant des années.

On administre les fébrifuges dans l'intervalle des paroxysmes, l'arsenic a paru le meilleur remède.

Il s'agit ici d'une de ces lymphangites que l'on voit si souvent accompagner les accès de fièvre intermittentes dans les pays chauds. A part la longueur beaucoup moindre des intermissions, j'ai observé à la Guyane quelques fait analogues.

Fièvre intermittente se reproduisant tous les dix-sept jours pendant quinze mois.

Observation publiée par le professeur Rameaux de Strasbourg (1).

M. X.., officier a sejourné en Afrique. Il y a eu deux fois seulement la fièvre qui a cédé facilement au sulfate de quinine. Le lendemain de son retour en France il eut un accès. Six semaines après mouvel accès : Sulfate de quinine. Néanmoins, accès encore le lendemain. Il eut encore quatre rechutes a d'asséz longs intervalles. Après quoi il s'aperçut que les accès se succèdaient régulièrement de dix-sept

1. Rameaux. *Gazette médicale de Strasbourg*, 1841, page 292.

jours en dix-sept jours ; une seule fois l'intermission ne fut que de quatorze jours ; un accès fut prevenu parce que le malade prit une forte dose de quinine la veille du dix-septieme jour ; la fièvre ce jour là manqua, mais elle revint le trente-quatrième jour.

Le malade s'etant mis à prendre de la quinine chaque seizieme et dix-septième jour pendant quatre mois ; la maladie finit par disparaître. Elle avait duré quinze mois, plusieurs fois l'accès du dix-septième jour, n'était pas venu seul, il y avait eu quelquefois autres accès consecutifs. Exemple nouveau de la disposition qu'ont les fièvres à long rthythme à se doubler et à se tripler.

Fièvre mensuelle. Il en existe quelques observations M. Bouchut (1) sans en citer, dit qu'il en a vu. Piorry (2) en rapporte un exemple :

OBSERVATION.

Une dame éprouvait des aeccès de fièvre depuis quatre mois, trois ours de suite et a une époque voisine des règles ; il y avait augmentajtion de volume de la rate et douleur de la region. On avait essayé inutilement de prévenir les retours des accès par de faibles doses de quinine. Le fébrifuge fut donné a haute dose ; les accès disparuren et la rate redevint normale.

III

Telles sont les principales observations de types à longue intermission que l'on rencontre chez les auteurs contempo-

1. Bouchut, pathologie générale troisième édit. page 295.
2. Piorry, Médecine pratique, tome 6, page 55.

rains. Elles me paraissent démontrer l'existence de ces types et leur fréquence relative. On m'objectera que le thermomètre n'a été employé dans aucun des cas cités. Or, beaucoup d'auteurs sont portés à croire que les apyrexies prolongées sont coupées par des petits accès appréciables seulement à l'instrument (1). La température, dit Wunderlich (2) commence à monter bien avant qu'aucun autre symptôme ne trahisse le début de l'accès..., il n'est pas rare, ajoute-t-il un peu plus loin, de voir se produire, surtout après l'emploi des antipyrétiques, des accès qui ne présentent pas de symptômes subjectifs et se manifestent uniquement par l'élévation thermique ; ils ne sont pas précédés de frisson et ne déterminent que peu ou point de transpiration.

Loin de moi la pensée de vouloir déprécier l'utilité du thermomètre. Je suis convaincu que, dans la fièvre symptomatique, ou dans certaines fièvres d'accès, tout-à-fait anormales, l'instrument peut accuser l'état fébrile alors que le malade ne s'en aperçoit pas. Mais je ne sais si l'homme affaibli, énervé par des climats torrides est plus sensible qu'en Europe ; toujours est-il que dans les pays chauds, je n'ai jamais vu d'accès de fièvre (je parle uniquement de la fièvre paludéenne), se produire sans phénomènes subjectifs. Les cas, très fréquents du reste, où le frisson manque, ne font pas exception à cette règle. Les accès ne manquent *jamais* d'être précédés d'un malaise

1. Griesinger. *Des maladies infectieuses.* Trad. franç. page 30, Paris, 1868.

2. Wunderlich. *De la température dans les maladies*, page 424, traduct. Labadie-Lagrave. Paris, 1872.

Gougaud   4

particulier, sur lequel le malade ne se trompe point, et qui devance fréquemment de plusieurs heures l'élévation thermique ; se faisant sentir souvent dans le cas même où l'accès avorte sous l'influence de la quinine.

Mon regretté collègue Guéguen (1), qui a appliqué avec une exactitude si scrupuleuse le thermomètre à la pyrétologie des pays chauds, avait déjà constaté la réalité de ce fait dans sa très remarquable Étude sur la marche de la température dans les différentes fièvres. Selon lui, dans les fièvres d'accès, quand elles sont régulières, le malaise se montre suivant les sujets, de 37°,3 à 38°, c'est-à-dire quand le thermomètre ne permet pas encore de dire qu'il y a fièvre. (D'après les observations de Guéguen, la température normale aux Antilles, serait de 36°,9 à 37°,7, chiffre inférieur à la moyenne (37°,9) donnée par Brown-Séquard). De 38° à 39° le malaise devient de plus en plus marqué, le frisson et la céphalalgie se montrent vers 39°.

J'ai fait sur moi-même des remarques analogues. Atteint fréquemment de fièvre intermittente au Sénégal, il m'est arrivé bien souvent les jours d'accès, prenant ma température lorsque je ressentais un malaise très prononcé depuis un certain temps, de ne trouver que 37°,2, 37°,5, 37°,8. Quelquefois l'instrument n'indiquait la fièvre que plusieurs heures après les phénomènes subjectifs. D'autres fois, lorsque j'avais pris de la quinine la veille et que l'accès avortait, bien que je ressentisse un malaise assez accentué,

1. Guéguen. *Étude sur la marche de la température dans les différentes fièvres à la Guadeloupe, avec traces thermométriques.* Mémoire qui a obtenu le prix de médecine navale pour l'année 1878. *Archives de médecine navale*, 1878, tome 29e, page 83.

le thermomètre ne dépassait pas 38°, le pouls d'ailleurs restant à 80°. Ainsi dans ce cas l'organisme se montrait un réactif plus sensible que l'instrument.

Quant à l'analyse des urines pour le dosage de l'urée, je ne l'ai pas faite n'ayant pas les instruments nécessaires ; je ne pense pas d'ailleurs qu'on doive accorder une importance capitale aux résultats de ces analyses. Les expériences des divers auteurs ne sont pas encore suffisamment concluantes. Et si la plupart d'entre eux, comme Sidney Ringer et Redenbacker admettent que, pendant les accès, la production de l'urée est augmentée, d'autres, comme Hammond, disent qu'elle est diminuée.

Je pense donc qu'on peut admettre sans hésitation les observations citées plus haut et qu'il est permis de s'en rapporter aux assertions des malades qui affirment que tel jour, ils ont eu un accès de fièvre paludéenne, ou qu'au contraire, ce jour-là, l'accès a manqué.

Je vais d'ailleurs rapporter quelques faits de types prolongés qui ont été observés à l'aide du thermomètre.

Les fièvres à long rhythme n'existent pas seulement dans les climats tempérés. Il y en a aussi et en plus grand nombre dans les pays chauds. Les médecins qui les ont observées dans les contrées tropicales, en ont vu de tous les types.

Libermann (1) en a trouvé dans la vallée de Mexico. « Les fièvres quintanes, dit-il, et généralement les fièvres à type tardif, comme celles qui apparaissent tous les quinze,

---

1. Libermann. *Des fièvres intermittentes dans la vallée de Mexico, in Mémoires de médecine militaire.* Tome 11, page 316, 1864.

vingt où trente jours, n'ont pas été observées dans les cas nouveaux que nous avons été appelé à traiter. Mais elles ont été souvent constatées sur des hommes qui avaient pris les fièvres dans les terres chaudes depuis un certain temps. »

Ces types existent aussi à la Guyane, d'après M. le Dr Grall, médecin de 1re classe de la marine, qui a étudié les maladies paludéennes dans ce pays avec un soin et un talent tout particuliers. Il pense comme M. L. Colin, que les rhythmes prolongés n'appartiennent pas à la phase initiale de l'intoxication maremmatique, qui présente surtout les formes continue et subcontinue. C'est plus tard seulement que surviennent les formes périodiques : quotidienne d'abord, puis tierce, quarte, quintane, octane, etc. Le type prend une plus longue échéance à mesure que la maladie vieillit. C'est pourquoi on voit rarement ces formes dans les hôpitaux des colonies où il n'y a guère que des Européens non acclimatés, ne faisant dans ce pays qu'un séjour assez court. On les observe au contraire fréquemment chez les indigènes, créoles blancs, ou gens de couleur, qui présentent, au reste, plus de tolérance et chez qui la maladie évolue plus lentement.

« Au point de vue de l'anatomie pathologique, ajoute M. Grall, ces accès intermittents appartiennent à ce qu'on peut appeler la phase congestive de l'intoxication paludéenne, à la période des poussées hyperémiques ; il y a congestion permanente de la rate, du foie, des reins, mais il n'y a pas encore, comme cela se produira dans une période plus avancée, hépatite ou néphrite paludéenne. »

Ces affections se rencontrent aussi aux Antilles. Du-

trouleau (1) dit que « les types hebdomadaire et bi-
mensuel (le second plus fréquent que le premier) sont
propres aux fièvres chroniques et aux cachexies... Ce sont
celles qui ont le plus de persistance. » Ainsi Dutrouleau
note également cette ténacité des fièvres à long rhythme
signalée par tant d'auteurs depuis Hippocrate.

Guéguen (2) a fait des observations semblables dans les
mêmes contrées. Voici ce qu'il dit de la fièvre octane nommée par lui. à tort, fièvre septane. Je cite textuellement sa
description.

« Cette fièvre est caractérisée par des accès revenant
périodiquement tous les septièmes jours : il y a donc entre
chaque accès *six* jours entiers d'apyrexie. Quelquefois deux
accès ne sont séparés que par cinq jours d'apyrexie ; mais
cela tient à ce que l'un des deux accès se trouve à cheval
sur deux jours, l'accès ayant avancé de quelques heures.
La température n'offre aucune particularité ; chaque septième jour, un accès régulier a lieu, et sa marche thermique ne diffère en rien de celle décrite figure 10, (il s'agit
d'une fièvre à ascension brusque). Quelquefois, quand la
fièvre dure depuis longtemps. on voit la température se
modifier quelques jours avant l'accès. Elle suit alors une
marche ascendante, gagnant quelques dixièmes de degré
par jour sans offrir de rémission sensible. Le fastigium de
l'accès se trouve ainsi atteint. Elle redescend ensuite au
chiffre normal par une série d'oscillations quotidiennes.
Pendant les deux jours qui forment le milieu de la période

1. Dutrouleau. *Maladies des Européens dans les pays chauds*,
p. 215, éd. 1865.
2. Guéguen. *Étude sur la marche de la température*, p. 108.

apyrétique, la température reste complètement stationnaire, ne subissant que les fluctuations qui ont lieu à l'état normal ; puis elle recommence une nouvelle marche ascendante jusqu'à l'accès suivant.

« Il est rare que dans ces accès la température dépasse 39° ou 39°,5. Les trois stades existent presque toujours. Une dose modérée de quinine, administrée la veille ou l'avant-veille de l'accès, a une influence manifeste sur son intensité et peut le faire avorter.

« Les accès, au lieu de revenir tous les huit jours, peuvent ne revenir que tous les quinze jours, ou bien tous les vingt et un jours, ce dernier cas est plus rare, mais les deux précédents sont très communs à la suite des fièvres intermittentes quotidiennes ou tierces qui ont duré très longtemps et ont entraîné à leur suite une anémie considérable. Je n'ai jamais vu ce genre de fièvre exister d'emblée, si la fièvre résiste à la quinine, un changement d'air dans les hauteurs, est le meilleur remède. »

Guéguen donne à la fin de son travail deux tracés thermométriques de fièvre octane. Ils répondent exactement à la description qu'on vient de lire. Dans une des observations, il y eut deux accès tierces, qui furent suivis de trois accès octanes ; dans la seconde, la fièvre octane d'emblée, eut quatre paroxysmes. Il donne encore le tracé d'une fièvre bimensuelle, et un autre de fièvre septane, qu'il nomme fièvre de six jours et qu'il n'accompagne d'ailleurs d'aucun détail.

Dans les parties tropicales de l'Asie, on retrouve également les maladies dont je parle. J'ai cité l'observation de Goodeve dans l'Inde. Ceux de mes collègues qui ont habité la Cochinchine, y ont aussi rencontré les types prolongés.

En Afrique, ils existent également. M. Barré et M. Bestion, son successeur à la direction du service de santé au Gabon, y ont constaté beaucoup de fièvres hebdomadaires. Elles peuvent quelquefois, dit M. Bestion, devenir tierces ou quotidiennes, ce qui est un mauvais signe et demande une intervention active. M. Bestion admet donc, et je suis de son avis, que ces fièvres sont quelquefois hebdomadaires d'emblée et ne succèdent pas toujours aux formes plus rapprochées.

Mais le pays où on en rencontre le plus grand nombre est le Sénégal. C'est, en effet, la terre classique du paludisme qui s'y présente sous toutes les formes : depuis la rémittente bilieuse mélanurique jusqu'aux fièvres hebdomadaires ou mensuelles.

Dans son ouvrage si intéressant et si consciencieux sur la topographie médicale du Sénégal, M. Borius (1), qui a longtemps séjourné dans cette contrée, dit que le type octane y est très fréquent.

Une statistique, faite avec le plus grand soin au poste militaire de Dagana, lui a donné les résultats suivants. Sur 228 hommes entrés à l'infirmerie et dont il a pu observer complètement la maladie, il a trouvé :

1. Borius. *Topographie médicale du Sénégal*. **Archives de méd. navale**, 1881. Tome 36, page 343.

$$28 \text{ intermittences de } 7 \text{ jours.}$$
$$68 \quad — \qquad \text{de } 14 \quad —$$
$$33 \quad — \qquad \text{de } 21 \quad —$$
$$9 \quad — \qquad \text{de } 28 \quad —$$
$$90 \quad — \qquad \text{irrégulières.}$$

M. Borius ajoute, dans une lettre qu'il a eu la bonté de m'écrire, que ces fièvres existent dans toutes les parties du Sénégal où il les a observées depuis. M. le médecin en chef Chassaniol en avait vu aussi un grand nombre, et M. Borius raconte qu'il eut la satisfaction de démontrer l'existence du type octane dans les salles mêmes de l'hôpital de Saint-Louis à M. le médecin en chef Vilette, successeur de M. Chassaniol. M. Vilette, fort incrédule d'abord, fut enfin obligé de se rendre à l'évidence.

IV

Qu'on me permette maintenant de rapporter quelques observations qui me sont personnelles. Envoyé l'an dernier au Sénégal, pendant la dernière épidémie de fièvre jaune, je fus chargé du service médical du camp de la Pointe-aux-Chameaux. Ce camp est situé à deux mille mètres environ de Saint-Louis, sur une longue bande ·de terre nommée la Langue de Barbarie qui, avec une largeur de seulement six cents mètres, s'étend sur une longueur de trois ou quatre lieues entre la mer et le fleuve Sénégal. C'est l'extrémité méridionale du Sahara. Nous étions là en plein sable, habitant des baraques en bois mal closes et des cases en roseaux. Pas un arbre, à peine un brin d'herbe, si ce n'est quelques chiendents épineux et des joncs qui croissent tout à fait sur le bord du fleuve, mais que le vent d'est brûle rapidement au commencement de la saison sèche. Le sable qui forme le sol est recouvert pendant la saison chaude d'innombrables mares formées par les pluies. Le sol lui-même est si peu élevé au-dessus du niveau de la mer que les hautes marées l'imbibent comme une éponge, et pendant la saison des hautes eaux il suffit de creuser à trente ou trente-cinq centimètres pour trouver le niveau de l'eau souterraine. Enfin sur les bords du fleuve existe un marais qui se couvre deux fois par jour et se découvre ensuite au reflux. Les conditions du sol et celles de l'atmosphère, l'humidité, la chaleur, l'absence de végétation font de cet endroit un des lieux les plus éminemment propres à donner naissance aux miasmes de l'intoxication tellurique et paludéenne ; et pendant près de cinq mois j'ai pu en observer là les formes les plus variées sur les 90 soldats d'infanterie de marine dont la santé m'était confiée et sur une vingtaine de matelots qu'on y ajouta plus tard. A une certaine saison, sur 90 soldats il y avait souvent plus de 50 exempts de service.

En arrivant au Sénégal, et conformément au préjugé classique, je ne croyais pas aux fièvres à longues intermissions régulières. Ignorant les faits observés par M. Borius, je ne fus pas peu surpris d'entendre un grand nombre de malades qui venaient se plaindre d'accès fébriles revenant les uns tous les huit jours (et c'étaient les plus nombreux), les autres tous les dix, quinze ou vingt jours.

Voici quelques-unes de mes observations, je choisis les plus probantes, et surtout celles, en petit nombre, où j'ai pris les températures. Je ferai remarquer que dans beaucoup de cas la marche de l'affection, au moins dans les premiers temps, a été souvent tout à fait naturelle, les malades n'ayant pas pris de quinine. Les soldats en effet sont de grands enfants : et la quinine présente à leurs yeux de sérieux défauts : elle est très désagréable à prendre, surtout sous sa forme liquide qui est celle généralement usitée dans les hôpitaux des colonies ; ensuite ils sont convaincus que c'est un médicament dangereux, « qui leur abime l'estomac et qui peut les rendre sourds pour le reste de leurs jours », qui a en un mot toutes espèces de graves inconvénients.

Ce préjugé n'existe pas seulement parmi les soldats et les classes populaires, on le rencontre même chez les hommes qu'on croirait devoir en être les plus exempts. M. Germain Sée racontait il y a peu de jours l'anecdote suivante sur Claude Bernard. L'illustre savant, dans les derniers temps de sa vie, souffrait beaucoup d'une affection de la vessie qui amenait fréquemment des accès de fièvre. M. G. Sée lui conseille un jour de prendre de la quinine. « De la quinine ! s'écrie Cl. Bernard. Non certes ! je n'en ai pris qu'une fois, il y a quarante ans, et je m'en ressens encore ! »

OBSERVATION I

Fièvre quintane

Vasseaux, soldat au 4ᵉ regiment d'infanterie de marine, 24 ans, constitution moyenne, un peu lymphatique, un an de séjour au Sénégal, n'a pas eu de fièvre continue. Est atteint depuis un mois, d'une diarrhée legère, d'ailleurs presque guérie. La rate est un peu plus grosse qu'à l'état normal. Anémie.

Cet homme se présente à la visite le 13 septembre 1881, il a la fièvre depuis le matin à 6 heures. L'accès a débuté par un frisson peu intense la langue est couverte d'un enduit jaunâtre, il a vomi dit-il un peu de bile le matin Ce malade me raconte qu'il s'était assez bien porté jusqu'à il y a trois mois. Au retour d'une expedition dans l'intérieur du Sénégal, il fut pris d'accès de fievre qui revenaient de quatre jours en quatre jours, quelquefois cependant ils étaient en retard d'un jour quand la quinine avait eté prise. Plus rarement ils avançaient ; à deux reprises il a eu trois accès quotidiens.

La fièvre coupée depuis trois semaines environ avait reparu le 5 septembre. Comme l'accès avait été peu de chose et que la quinine, lui fait, dit-il, du mal à l'estomac, il ne s'est pas presenté à la visite. Le 9, nouvel accès plus fort que le précedent. Mon prédécesseur avait été rappelé et je n'étais pas encore arrivé : Vasseaux ne prit pas de médicament ce jour là. Le 13, troisième accès accompagné de quelques vomissements bilieux.

Ce malade me dit que le dernier accès, avant la rechute est du 12 août, je vois en effet sur le cahier de visite que cet homme s'est présenté ce jour-la à l'infirmerie et qu'on lui a prescrit 1.20 de quinine avec la mention « *à prendre après l'accès.* » On voit que le 5 septembre est justement le jour ou la fièvre aurait dû reparaître si les accès s'étaient continués régulièrement jusque-là (12 août, 16, 20, 24, 28, 1er sept. 5 sept.) Le cahier de visite porte encore plusieurs fois le nom de cet homme, mais il m'est impossible d'y trouver aucun renseignement certain sur les accès précédents.

Donc le 13 septembre, troisième accès quintané, à 5 heures du matin. Ipeca 1 gr. 50. Sulf. quin. 1,20 à prendre en deux fois.

Le lendemain 14, apyrexie complète, la langue s'est nettoyée, mais elle est encore blanche. Sulfate quinine 1 gr.

Quoique encore assez incrédule à l'endroit des accès quintanes, je prescris à Vasseaux de venir prendre de la quinine la veille du jour où il attendra l'accès.

17 septembre. — Le malade se présente à la visite ; il a la fièvre mais un peu plus forte que la fois précédente ; elle a commencé à 6 heures du matin. Langue sale ; nausées. Pressé de questions il finit par avouer qu'il a oublié de prendre sa quinine ; il a eu encore quelques vomissements. Température axillaire : 40° ; pouls 120. Sulfate de quinine 1 gramme, à prendre en deux fois. Après l'accès : extrait d'opium 0,05 en deux pilules.

L'accès se termine vers une heure de l'après-midi par de la suéur. 4 heures du soir temp. 37°,8, pouls 75.

18 septembre. — Pas de fièvre. — Matin, température 36°,5. — Soir 37°,2. Quinine 1 gramme.

19 septembre. — Matin, température 37°,5 ; sulfate de quinine 0 gr. 50 cent. — Soir, Temp. 37°,7.

20 septembre. — Matin, temperature 37°,5. — Soir, température 37°,8. Sulfate de quinine 1 gr.

21 septembre. — Quatrième accès, à 8 heures du matin ; léger frisson, chaleur assez vive. — Température 39°. La langue est un peu sale. L'accès finit à midi. — Soir, température 37°,7. Sulfate de quinine 1,20. Extrait d'opium, 0,05.

La température prise les trois jours suivants est normale et ne subit que des oscillations insignifiantes. La quinine est remplacee par la poudre de quiquina : 8 grammes les deux premiers jours, 6 grammes le troisième, toutefois je prescris 1 gramme de quinine à prendre de très-grand matin le jour même où l'acces est attendu.

25 septembre. — A neuf heures du matin, léger accès de fièvre sans frissons, malaise, cephalalgie, sueur peu abondante. Température 38°,6. L'accès finit vers une heure. La poudre de quinquina est continuee (4 grammes a prendre deux jours sur quatre pour ne pas trop fatiguer l'estomac. Vin de quinquina, fer réduit. — Depuis ce moment, les accès ont manqué quatre fois de suite, la température prise matin et soir, ces jours-là, a été normale. Le malade n'a eprouvé aucun malaise.

La poudre de quinquina est supprimée depuis quelques jours, le malade se plaignant d'une gastralgie qu'il attribue au médicament.

17 octobre. — Accès de fièvre intense à 6 heures du matin. Vomissements bilieux. Pouls 120. — Température 40°,2. Opium, 0,05 en deux pilules. Sulfate de quinine, 1 gramme à prendre le 17 au soir. — Le soir, température 37°,2.

18 octobre. — Second accès moins fort ; température 38°,9 il n'y a pas eu de frisson.

19 octobre. — Température normale. 20 octobre également. Sulf. de quinine 1 gramme.

21 octobre. — Acces intense précédé de frissons débutant à six heures du matin. Nausées. — Temperature 39°,8. Sueurs vers midi. Sulfate de quinine 1 gramme.

22 octobre. — A huit heures nouvel accès moins fort. Pas de frisson : Temp. 38°,5. On reprend la poudre de quinquina.

Apyréxie complete jusqu'au 12 novembre.

12 novembre. — Accès de fièvre très violent. Vomissements bilieux, Ipeca 1,50 sulfat de quinine 1 gr.

13 novembre. — Température normale ; pas de fièvre non plus le 14, ni le 15. Sulfate quinine 1 gr. à prendre le 15 au soir.

16 novembre. — Second acces de fièvre moins violent que le précédent.

20 novembre. — Pas de fievre. Temp. matin 37°3, soir 37°8.

On prend egalement la température le 24 et le 28 novembre. Apyrexie complète, jusqu'au jour du départ de cet homme pour la France (10 decembre). Il avait eté remis de nouveau à la poudre de quinquina, administrée la veille et le jour de l'accès présumé.

On remarque dans cette observation la persistance du rthythme quintane, on y voit encore la quinte simple se changer à un certain moment en double quinte, (17 et 18 octobre, 21 et 22 octobre). L'accès du 21 est tout semblable à celui du 17, et l'accès du 22 à celui du 28. A deux reprises, 5 août et 16 novembre, les rechutes ont lieu juste au jour où les accès seraient survenus, s'ils avaient continué sans interruption. C'est une confirmation de la loi de Graves. Une autre fois pourtant, 17 octobre, la fièvre s'est montrée deux jours en retard ; ce sont les accès qui ont pris le type double quintane. Quant au traitement, le quinquina en nature m'a paru plus efficace que la quinine. Malheureusement, ce remède un peu prolongé, quoique généralement mieux toléré que la quinine, fatigue beaucoup l'estomac des malades ; j'ai dû le cesser plusieurs fois pour cette raison. Les symptômes bilieux ont été assez facilement amendés par l'opium. Plus d'une fois ce médicament m'a évité de recourir à l'ipeca qui fatigue énormément les malades. Cette méthode préconisée par M. Béranger-Féraud qui l'avait empruntée à Hernandez, a également donné d'excellents résultats au Gabon, entre les mains de M. Bestion. Toutefois, quand les symptômes bilieux sont très-intenses, l'ipéca reste toujours le meilleur moyen d'en débarrasser le malade. A ce propos je noterai qu'au Sénégal, il est très peu d'accès qui ne s'accompagnent d'un certain degré de congestion hépatique se traduisant par une légère augmentation de volume de l'organe et un peu de douleur pendant les accès ; en même temps il y a d'abondants vomissements de bile, ou au moins des nausées. C'est peut-être pour cette raison, qu'on ne trouve ordinairement au Sénégal que des rates peu hypertrophiées, même chez les febricitants anciens, au lieu de ces énormes gâteaux spléniques, qu'on rencontre ailleurs, à la Guyane par exemple : l'irritation paludéenne se portant presque toute entière sur le foie, atteint beaucoup moins la rate.

J'ai observé un autre cas de fièvre quintane, la température ne fut pas prise d'ailleurs. Voici l'observation.

OBSERVATION II

Dupont, 23 ans, soldat d'infanterie, bonne constitution, un an de Sénégal, a eu fréquemment la fièvre, tantôt quotidienne, tantôt tierce. Le foie est un peu plus volumineux qu'à l'état normal, la rate également. Anémie.

Dans le courant du mois d'octobre, Dupont a eu plusieurs séries d'accès quotidiens assez facilement coupés.

29 octobre. — Accès de fièvre léger ; le malade ne se présente pas à la visite.

2 novembre. — Accès de fièvre plus fort. Sulf. de quinine 1 gramme. Pas de fièvre les trois jours suivants.

6 novembre. — Accès. L'infirmier m'apprend que ce malade n'est pas venu prendre sa quinine, il la prend cette fois devant moi, il en prend également le 9 au soir en ma présence, apyrexie complète jusqu'au 10. Le 10, malaise prononcé toute la journée, la température prise ce jour-là a été 38°. Céphalalgie assez forte.

Ce malade n'a plus eu d'accès quintane. Deux accès consécutifs le 1er et le 2 décembre. Départ pour la France le 10 décembre.

OBSERVATION III

Fièvre sextane

Guiser, soldat d'infanterie de marine, 24 ans, faible constitution, un an de Sénégal. Anémie, pas d'hypertrophie de la rate. Cet homme se présente à la visite le quatre octobre, il dit qu'il a de temps en temps des accès de fièvre par series de cinq ou six accès, quelquefois moins, quelquefois plus et qui reviennent de cinq en cinq jours.

Il lui est pourtant arrivé d'avoir des accès deux ou trois jours de suite, les fièvres ne datent que d'environ trois mois, jusque-là il n'avait jamais eté malade depuis son arrivee dans la colonie.

3 octobre. — Guiser a un accès de fièvre très intense ; sulfate de quinine 1 gr. apyrexie les quatre jours suivants.

8 octobre. — Nouvel accès assez violent, malgré la quinine prise la veille, vomissements de bile. Ipeca 1,50, sulfate de quinine 1 gr. à prendre après l'accès, un gramme à prendre la veille du prochain.

13 octobre. — Nouvel acces semblable au precédent. Sulfate de quinine 1 gr., opium 0,05 en 2 pilules ; à prendre les jours suivants quinquina en poudre.

18 octobre. — Malaise, cephalalgie, pas de fièvre.

Le malade n'a plus d'accès puisqu'au 12 novembre. Ce jour la l'accès est extrêmement violent, debutant à quatre heures du matin ; vomissements. On prend la température. A 7 heures temp. 40°,2. Pouls 124. Soir temp. 37°,8 Ipeca, 1,50 Sulfate de quinine.

Le thermometre est appliqué les jours suivants, 2 fois par jour ; il donne des indications qui s'éloignent peu de 37°,5.

17 novembre. — Le malade a pris un gramme de quinine hier soir, néanmoins il y a eu un acces ce matin. Temp. 39°, pouls 110. Le soir la fievre est tombée. Temp. 37°,6, sulfate de quinine 1 gr.

18 novembre. — Temp. 36°,8 soir, 37. Les trois jours suivants le thermomètre n'atteint pas 38°. — Le malade a ete remis à la poudre de quinquina . 0,50 de sulfate de quinine sont donnes le 21 novembre au soir.

22 novembre. — Nouvel accès léger, débutant à midi. Température à 2 heures de l'après midi 38°,6, le soir 8 heures 37°. Poudre de quinquina 4 gr. pour le 2 et le 27. — La fièvre ne reparaît plus jusqu'au 14 decembre. — Le 24 du même mois, nouvel accès. Plus de fievre jusqu'à mon départ du camp (25 janvier). La poudre de quinquina a été continuée régulièrement de cinq jours en cinq jours la veille des ours d'accès présumés.

Je ferai remarquer que cette observation est également confirmative de la loi de Graves.

Observation IV

J'ai vu un autre cas de sextane. C'était chez un artilleur, nommé Crespel, cachectique avance, ayant habité pendant 18 mois une des localités des plus malsaines du Senegal. Il avait eu une fièvre continue six mois après son arrivée. Au mois de novembre 1881, il présenta cinq accès sextanes consécutifs ; le dernier eut lieu le 3 décembre. Les accès n'étaient pas très intenses. Cet homme ne prit pas de quinine ni de poudre de quinquina pendant ce mois ; j'avais pu constater déjà qu'il était absolument réfractaire à ces médicaments, que d'ailleurs, son estomac debilité] vomissait souvent. Il partit pour la France le 10 decembre, j'ai appris qu'il avait succombé deux mois après à une affection de la poitrine.

Fièvre septimane. — Je ne trouve dans mes notes qu'un seul exemple bien net de cette affection. La température ne fut pas prise.

Observation V.

Demailly, artilleur de marine, forte constitution, sept mois de Sénégal ; se présente à la visite le 25 septembre ayant la fièvre. Il raconte que le deuxième mois de son arrivée dans la colonie il a été pris de fièvre dont les accès revenaient tous les sept jours. Il a remarqué, dit-il, que si le premier accès vient par exemple un dimanche, le second viendra un samedi, le troisième un vendredi, et ainsi de suite. La fièvre complètement, suspendue depuis un mois et demi, est revenue, il y a sept jours : il y a eu un léger accès le 19 septembre. La quinine, dit-il, lui fait mal à l'estomac, et il la vomit souvent. Prescription: sulfate de quinine 0 gr. 75 en deux fois, précédées de l'absorption de trois gouttes de laudanum, chaque fois ; et encore 0,75 pour la veille du prochain accès.

1er octobre. — Nouvel accès ; 7 octobre, quatrieme acces ; 13 octobre, cinquième accès ; tout semblable aux précedents. Je remplace la quinine par la poudre de quinquina : 8 gr. à prendre après l'acces d'aujourd'hui, 8 autres gr. pour la veille du jour d'acces prochain.

19 octobre. — Nouvel accès, beaucoup plus fort que les précédents, vomissements. Agitation. Le malade, pressé de questions, finit par avouer qu'il n'a pris ni quinine ni quinquina : preferant, dit-il, ses accès au mal d'estomac et aux etourdissements que lui causent ces médicaments. Je lui fais prendre après l'accès, en ma presence, 1 gr. de quinine que j'ai fait precéder de quelques gouttes de laudanum.

Le lendemain matin 0,50 de quinine, administrés de la même manière.

24 octobre. — Nouvel accès, bien que le sel quinique ait été pris la veille devant moi. Ce médicament est continue de sept jours en sept jours. Plus d'accès.

On voit ici une forme à long type survenant d'*emblee* chez un homme vigoureux, récemment arrive au Senégal. Le fait est assez rare : on le rencontre pourtant de temps en temps, j'en ai vu d'autres exemples.

Fièvres octanes. — J'en ai observé, comme tous les médecins du Sénégal, un nombre assez considérable. Quelques-unes se montraient octanes dès le début. Le plus grand nombre avait été précédé de manifestations fébriles d'un type plus fréquent. Je ne rapporterai pas toutes celles que j'ai vues. Il me suffira de citer les plus curieuses, j'ajoute que beaucoup de nos hommes ont présenté des séries de 3, 4, 5 et 6 accès octanes ; au moment surtout où les pluies ayant cessé et la chaleur ayant diminué, les effluves palu-

déennes devenaient de jour en jour moins redoutables (1),
c'est-à-dire aux mois de décembre et de janvier. Ces accès
étaient si communs à ce moment que j'avais pris l'habitude de noter soigneusement la date de tous, me pro-
posant de prescrire la quinine, six jours après. Hélas ! il
arrivait souvent que le médicament n'était pas pris. Je
le faisais bien avaler, le plus souvent que je pouvais,
en ma présence, mais ce n'est pas toujours possible.

J'ai appris, à mes dépens, que quand il s'agit de soldats,
il ne faut compter que sur les médicaments qu'on a
fait prendre soi-même, surtout quand c'est de la quinine ;
lors même qu'on peut la donner à l'état solide et dans du
pain azyme. La plupart de ces hommes préfèrent garder
leurs accès quand ils ne sont pas trop forts ou trop fréquents... Je crois que c'est là la raison pour laquelle les
observateurs sont si peu d'accord sur la question de savoir
si la quinine a une action préventive dans le cas où on est
forcé d'exposer *temporairement* les hommes à une intoxication paludéenne plus intense que d'ordinaire. Lorsque
dans ces cas la quinine n'a eu aucun succès (je suppose
qu'elle a été donnée accidentellement et que les sujets n'en
étaient pas déjà saturés), c'est que le médecin s'était
contenté de prescrire le médicament, sans le faire prendre
en sa présence.

1. Il n'est pas vrai que le type de la fièvre dépende exclusivement
de l'individu, comme on l'a soutenu. Il faut admettre que le type dé-
pend aussi de la puissance variable du miasme, puissance qui varie
surtout avec la température. M. Colin ajoute un autre facteur non
moins important, savoir la date et le degré de l'intoxication.

Observation VI

Laboule, 23 ans, artilleur. Fortement constitué. Est au Sénégal depuis six mois. Bonne santé jusqu'au milieu de juillet. A eu depuis ce moment de fréquents accès de fièvre quotidiens, puis tierces. Le dernier a eu lieu le 2 septembre 1881. Un peu d'augmentation du volume de la rate. Foie normal.

21 septembre, mercredi. — Accès de fièvre. Cet homme ne se plaint pas et continue à faire son service, peu fatigant d'ailleurs.

28 septembre, mercredi. — Nouvel accès beaucoup plus intense que le précédent. Je vois le malade le matin à la visite. Il me dit qu'il a été pris de malaise la veille au soir, que ce malaise a duré toute la nuit, accompagné de mal de tête. Ce matin, il a eu un fort frisson vers six heures. Température prise à huit heures du matin : 40°. Soir. Temp. · 38°,9. Pas de moiteur.

Le lendemain, jeudi matin. — Temp. : 38°,5. Sulf. quinique, 1 gr.

Le soir, la peau est moite. — Temp. 38°. Sulf. quin. 0,50.

Vendredi matin. — Temp. : 37°,5. Sulf. quin., 0 gr. 75. Soir. Temp. : 37°.

Samedi matin. — Temp. : 37°,2. Soir. Temp. : 37°,5.

Dimanche matin. — Temp. : 37°. Soir. Temp. : 37°,5.

Lundi matin. — Temp. : 37°,5. Soir. Temp. : 37°,9.

Mardi matin. — Temp. : 37°,8. Soir. 38°,8. Le malade se plaint de céphalalgie, malaise. On prescrit de la quinine à prendre après l'accès.

5 octobre, mercredi. — Le malade a eu la fièvre toute la nuit ; la sueur n'ayant pas venue, il n'a pas cru devoir prendre la quinine qui lui a été prescrite. Huit heures du matin. Temp. : 40°,1. Quinine, 1 gr. Soir. Temp. : 38°,6 ; il y a un peu de transpiration.

Jeudi matin. — Temp. : 38°. Sulf. quinine, 0 gr. 75. Soir. Temp. ; 37°,9.

Vendredi. — Température normale. Sulf. quinine, 0 gr. 50.

La température est également normale les jours suivants.

Lundi. Le malade prend 6 gram. de poudre de quinquina, et 8 gram. le mardi matin. Mardi soir, pas de malaise. Temp. : 37°,6.

Mercredi matin, 12 octobre. — Frisson à six heures, accès de fièvre. Temp. : 39°.

Soir (quatre heures). — Temp. : 37°,8. quinquina, 8 gr.

Samedi matin. — Temp. 37°,2. Soir. Temp. : 37°,7.

Apyrexie complète jusqu'au mercredi suivant.

Mercredi, 19 octobre. — Très léger accès de fièvre ; la température n'a pas dépassé 38°,2.

Apyrexie jusqu'au 1er décembre. Ce jour-là (c'est un jeudi) accès assez intense. Nouvel accès le 7 décembre (mercredi). Le malade est parti pour la France le 10 décembre.

On remarquera dans cette observation que les premiers accès duraient deux jours, commençant le mardi soir, atteignant leur maximum le mercredi et ne finissant que le jeudi soir.

Enfin, la rechute n'eut pas lieu un mercredi. Il est vrai que l'accès suivant revint le mercredi.

OBSERVATION VII

Fièvre double octane.

Petit, caporal d'infanterie de marine, 23 ans. Un an de séjour au Sénégal. A eu une fievre continue. Anémie profonde. Petit se présente à la contre-visite le dimanche 18 septembre 1881. Il a eu la fièvre la veille dans la soirée. Il dit qu'elle s'est terminée dans la nuit. Il vient d'être repris d'un nouvel acces.

Il me raconte qu'il a la fièvre presque chaque semaine depuis qu'il a eu sa fièvre continue; il a deux accès consécutifs qui reviennent constamment le samedi et le dimanche. Il a pris beaucoup de quinine qui, dit-il, ne lui fait plus rien. Thé punché. Sulf. quinine, 1 gram. pris après l'accès.

Samedi matin, 24 septembre. — Quinine, 0 gr. 75. Le soir fièvre finissant dans la nuit.

Dimanche matin. — Sulf. quinine, 0 gr. 50. Deuxième accès le soir.

Samedi soir, 1er octobre. — Nouvel accès, malgré deux doses de poudre de quinquina (6 gr.) prises la veille et le matin. Temp.: 39°,1.

Dimanche soir. — Accès. Temp. : 38°,6. Poudre de quinquina, 4 gr.

Toute la semaine, la température est prise deux fois par jour ; elle reste normale. Le malade prend des toniques.

Samedi, 8 octobre. — Temp. matin, 37°,3. Poudre de quinquina, 6 gram. ; le soir, Temp. 39°. La fièvre se termine vers minuit.

Dimanche matin. — Temp. : 37°,9. Poudre de quinquina 6 gr. Le soir, fièvre. Temp. : 38°,6.

Pas de fièvre toute la semaine. — Samedi 15 octobre mat. Temp, : 37°,5. Le soir, fièvre. Temp. : 38°,8.

Le lendemain dimanche soir. — Pas d'accès ; la température ne dépasse pas 37°,8. Le malade a pris encore de la poudre de quinquina.

Samedi 22. — Nouvel accès assez leger. Temp. : 38°,8.

Dimanche. — Accès plus léger que la veille. Temp. : 38°,4, le soir. Pas de fièvre encore toute la semaine. Samedi soir (21 octobre), un peu de fièvre debutant à quatre heures du soir. Temp. 38°,2. Pas de fièvre, le lendemain soir. Temp. : 37°,6.

Le samedi et le dimanche suivant. — La fièvre ne s'est pas montrée; pas d'accès non plus le samedi d'après, 5 novembre. Le malade a continué à prendre de la poudre de quinquina 4 gram. les trois derniers jours de la semaine ; chaque samedi et le dimanche il prend en outre quinine 0,25. Liqueur de Fowler.

Nouvel accès léger, le samedi 12 novembre. — Pas de fièvre le dimanche. Temp. : 37°,8. La fièvre ne reparaît plus jusqu'au samedi

26 ; léger accès ce jour là. Pas d'accès le samedi suivant. Nouvel accès le 10 au matin (samedi) : le malade doit prendre le transport pour la France ce soir, et il s'est beaucoup fatigué la veille. Grâce à l'amélioration de la température, qui est devenue plus fraîche, le malade a repris quelques forces.|

On voit dans cette observation la fièvre double octane redevenir simple d'abord ; l'accès le plus faible, celui du dimanche, manque. Puis les accès du samedi deviennent bimensuels.

J'ai vu également sous le type octane quelques névralgies : cinq accès consécutifs de névralgie faciale chez un soldat nommé Dometz. Un artilleur, nommé Toutain, sujet déjà à des accès simples du même type, eut deux accès pernicieux convulsifs, à huit jours de distance.

J'ai observé une autre fois trois accès mélanuriques : voici l'observation résumée.

Observation VIII

Fruitier, 20 ans, matelot, est debarqué de l'aviso l'*Écureuil*, lequel vient de faire une campagne pénible dans le haut fleuve, dans le temps le plus malsain de l'année. Tous les hommes du bord ont eu les fièvres et beaucoup très graves, 5 sur 30 sont morts.

F.... a eu de nombreux accès, puis une fièvre continue pendant laquelle, dit-il, ses urines ont été noirâtres. Puis sont venus des accès simples et irréguliers qui ont fini par devenir octanes.

4 novembre. — Accès de fièvre simple.

11 novembre. — Nouvel accès débutant vers dix heures du matin, malgré la quinine prise la veille. Tout le corps du malade présente une teinte ictérique prononcée. Vomissements fréquents d'un abondant liquide, vert très clair. Les urines sont noires, leur couleur se rappro-

che de celle du vin de Malaga. Potion de Rivière. Sulfate de quinine 2 gr. en deux lavements à deux heures d'intervalle.

Le soir le malade est couvert de sueurs. Les urines sont beaucoup moins foncées ; sulfate quinine 0,50 en lavement.

12 novembre. — Pas de fièvre. La teinte ictérique a considérablement diminué. Les urines sont encore un peu colorées (sulfate quinine 1,50) en lavement. Le lendemain elles redeviennent tout à fait normales (sulfate quinine 1 gr.). Le malade est assez bien toute la semaine, quoique très faible. Quinine 1,20 gr. le 17 novembre.

18 novembre. — Nouvel accès mélanurique bilieux, tout semblable au précédent. Même traitement.

25 novembre. — Quatrième accès mélanurique moins grave que les précédents : les vomissements sont moins fréquents, les urines ne dépassent pas la teinte du vin de Madère. Même traitement.

2 decembre. — Accès de fievre sans mélanurie.

9 décembre. — Un peu de fievre. Le malade part le lendemain pour la France.

Le type octane est le plus fréquent de tous les types à longue échéance. J'ai observé quelques cas d'intermissions plus longues. Deux hommes ont présenté chacun trois accès nonanes. Un autre a eu quatre accès revenant de dix jours en dix jours. J'ai vu un malade qui eut trois accès séparés par un intervalle de douze jours. En résumé, je crois que la fièvre paludéenne peut prendre toutes espèces de types, et que j'en aurais rencontré de presque toutes les durées, depuis un jusqu'à vingt ou trente jours, si mes observations avaient porté sur un plus grand nombre de malades et pendant un temps plus long. . je n'ai observé en effet qu'une centaine d'hommes et pendant cinq mois.

Aucun d'eux ne m'a présenté d'accès mensuels par la raison qu'il n'en est presqu'aucun qui ait eu l'heureuse chance de passer deux mois de suite avec un seul accès chaque mois. En revanche j'ai vu un certain nombre d'accès bimensuels. Je vais terminer en citant l'observation d'une fièvre de ce type ; les accès duraient trois jours avec une rémission marquée chaque matin.

OBSERVATION IX

Germer, soldat infirmier, 24 ans, constitution très forte. Un an de Sénégal. Cet homme dit'qu'il a de temps en temps la fièvre, et qu'elle lui dure ordinairement trois jours. Il l'a eue pour la dernière fois les 6, 7 et 8 septembre, peu de jours avant mon arrivée au camp.

20 septembre. — Germer a ete pris ce matin d'un fort frisson. Vomissements bilieux tres abondants. Cephalalgie intense, visage congestionné ; douleur insupportable dans les lombes et dans les membres. Agitation. Prescr : lav. purgatif. Sinapisme ; pot. laudan. 20 gouttes. — Soir, la fievre a augmenté Temp. 40°,3.

21 septembre. — Le malade n'a pas dormi. La fièvre persiste Temp. 38°,8 Nouveaux vomissements bilieux. Ipéca, 1,10. S. quinine, 1,20 en 3 fois. Soir Temp. 39°,5.

22 septembre. — Temp. 38°,3. soir Temp. 38°,8. S. quinine 1 gr.

23 septembre. — Temp. 37°,5. Sueurs très abondantes toute la nuit précédente. Soir 37°,7. — Le malade n'a plus de fievre jusqu'au 4 octobre. Malgre la quinine prise la veille, Germer ce jour la est atteint comme quinze jours auparavant ; 4 oct. matin Temp. 39°,1 ; S. quinine 1 gr. Soir 40°.

5 octobre. — matin 38°,8. Soir Temp. 39°,2. S. q. 1. gr.

6 octobre. — Matin Temp. 38°. Soir Temp. 38°,2. 7 octobre matin T. 37°,3.

18, 19, et 20 octobre. — Mêmes accidents ; mais la fièvre est moins forte : le 20 au soir la température ne dépasse pas 38°.

Ce malade s'est rapidement anémie, dans ces derniers temps.

A partir du 20 octobre, les accès sont irréguliers, mais fréquents ; ils ne durent plus qu'un jour. Le malade est renvoyé en France, le 10 décembre.

V

J'espère avoir démontré qu'il y a des fièvres dont les accès se reproduisent à des intervalles de cinq, de huit jours et plus ; et cela pendant un certain temps. Maintenant, se pose une question. Soit, dira-t-on : Il faut admettre ces accès régulièrement quintanes, octanes, bimensuels même. Mais sont-ce bien là des types ? Ne s'agit-il pas simplement de rechutes périodiques ?

L. Colin, qui admet pourtant en plusieurs endroits de son livre les rhythmes prolongés dont il signale la ténacité (1), dit ailleurs, d'après Laveran « que la plupart de ces rhythmes sont constitués plutôt par des récidives périodiques que par une série d'accès comparables à la série tierce ou quotidienne, » et M. Barudel (2) ajoute : « les mêmes causes qui éloignent les accès dans la formation des types ne peuvent-elles éloigner les rechutes? » J'en conviens ; mais si la rechute est exactement périodique, ne constitue-t-elle pas un type véritable, et qui doit être admis comme tel aussi bien que le tierce ou le quarte. En effet si une intermission de deux jours séparant les accès forme le type quarte reconnu de tout le monde,

---

1. Colin. *Opus citat.* page 45.

2. Barudel. *Mémoires de médecine et de chirurgie militaires* 1864. Tome XII, page 465.

pourquoi une intermission de trois jours ne formerait-elle pas aussi un type vrai, si elle continue pendant quelque temps de séparer aussi régulièrement les accès ?

Je ne conteste pas d'ailleurs la fréquence des rechutes à des époques à peu près déterminées. Avec Maillot qui les a observées en Algérie, avec M. Bérenger-Féraud, avec tous les médecins qui ont visité les pays chauds, j'admets que les fièvres ont une grande tendance à reparaître ordinairement le septième ou le quatorzième jour après le dernier accès. J'ai vu souvent une nouvelle série d'accès du type primitif reparaître à cette époque. Mais c'était une *série* d'accès, comme M. Barudel (1) l'avait vu à Rome et comme il le dit dans plusieurs endroits de son travail. Et dans ces cas la quinine arrête rarement la rechute après le premier accès ; au Sénégal du moins j'ai toujours vu, deux et trois accès se reproduire, avant que je pusse les couper, lorsqu'il s'agissait de fièvre, quotidienne ou tierce. La maladie tend à reparaître dès que le malade n'est plus sous l'influence de la quinine, et elle continuerait si elle n'était de nouveau interrompue par le médicament.

Il n'en est plus de même dans les vrais rhythmes prolongés ; les accès continuent à reparaître, même abandonnés à eux-mêmes, avec des intervalles également espacés, au moins pendant un certain temps. Plus tard les intermissions peuvent bien devenir inégales. Mais il en est de même des types quotidiens, tierces et quartes qui souvent se remplacent les uns les autres et finissent par être suivis d'accès irréguliers.

1. Barudel. *Recherches sur les récidives et le traitement des fièvres intermittentes de Rome. Loco citato.*

Sydenham, Werlhof, Strack, Nepple avaient essayé d'établir un rapport constant entre le type de la fièvre l'époque probable des rechutes. M. Barudel a repris la question : il a cru pouvoir établir les lois suivantes basées sur quatre-vingts observations :

1° « Les rémittentes et les quotidiennes reviennent ordinairement le septième jour après la cessation de la fièvre.

2° Les tierces reparaissent le plus souvent le quatorzième jour après le dernier paroxysme d'une série d'accès ; et les quartes le vingtième jour.

D'après cet auteur, les fièvres intermittentes sont régies par une double périodicité, l'une relative aux accès : quotidienne, tierce, quarte ; l'autre relative aux rechutes, et revenant tous les sept, quatorze ou vingt jours.

Nepple avait trouvé que les fièvres tierces reparaissent du huitième au quatorzième jour et les quartes du vingtième au quarantième jour après la cessation des accès.

M. Corbin (1), d'Orléans, avait aussi observé que les rechutes (les premières du moins), ont lieu à des intervalles qui sont égaux entre eux. Il n'a point trouvé de symétrie entre la durée des types et celle des intervalles des rechutes. Selon lui, la périodicité des rechutes est ordinairement de douze, de quinze, de dix-neuf, vingt-deux ou 30 jours. Quant à la régularité des rechutes au jour même où l'accès aurait dû reparaître si la fièvre n'avait été interrompue, ses recherches sur ce point n'ont pas confirmé celles de Graves.

On voit que sur cette question les auteurs s'accordent peu.

---

1. Corbin. *Gazette médicale* 1846. page 796.

M. Borius se demande également si le type octane qu'il a vu si souvent au Sénégal est bien un type naturel et si la fièvre *non soignée* ne finirait pas par revenir au type tierce ou quotidien, comme cela se voyait au temps où, sous l'empire des doctrines de Broussais, les médecins en chef de Saint-Louis interdisaient presque l'usage de la quinine. Je ferai observer que ces fièvres alors n'étaient*pas laissées à leur marche naturelle. On saignait les malades. Pour mon compte, (et c'est que l'opinion de M. Grall) je suis convaincu que le type se maintiendrait éloigné et que même il s'allongerait de plus en plus, à moins que la cachexie devenant extrême, le malade ne fût atteint d'une fièvre grave à rémission matinale, tenant beaucoup moins au paludisme lui-même qu'aux lésions phlegmasiques ou dégénératives amenées par lui dans le poumon, le foie, la rate ou les reins.

Avant de parler du traitement, je dirai un mot du pronostic. Tous les auteurs, depuis Hippocrate, regardent les types prolongés comme extrêmement tenaces. Ce qui s'explique par ce fait qu'ils surviennent d'ordinaire chez des gens profondément et lentement intoxiqués. Mais lorsqu'ils surviennent d'emblée, ce qui arrive encore quelquefois, ils ne m'ont pas paru plus rebelles que les autres. Quant à la question de savoir si la quintane a une gravité spéciale, comme le dit le père de la médecine, je dirai que j'en ai vu trois cas, qui ont guéri, sans trop de difficulté.

J'ai vu la fièvre octane précéder une fois des accès pernicieux convulsifs, qui se sont renouvelés deux fois de suite suivant le même type. Une autre fois j'ai vu des ac-

cès bilieux mélanuriques prendre cette même forme.
M, Borius en a également observé un exemple.

VI. — TRAITEMENT

Tous les observateurs qui ont vu les fièvres à longue
intermission sont d'accord sur ce point de thérapeutique,
savoir que si on a donné une dose de quinine après le
dernier accès, il suffira généralement d'en donner une seconde la veille du jour présumé de l'accès suivant : l'antipériodique pris plusieurs fois dans l'intervalle ne paraît
pas avoir donné de meilleurs résultats. Beaucoup d'auteurs,
Maillot, Nepple, Durand de Lunel, Colin ont même cru
remarquer que l'usage intempestif de ce médicament avait
plusieurs fois ramené les accidents qu'on se proposait de
prévenir ; en tous cas, donné trop souvent, il ne tarde pas
à fatiguer l'estomac ou à amener une accoutumance qui
diminue beaucoup sa vertu.

Dans les premiers temps de mon séjour au Sénégal,
j'ai, je l'avoue, abusé de la quinine, surtout par crainte
des accès pernicieux dont je voyais des cas nombreux. J'ai
dû renoncer bientôt à la méthode de Trousseau pour revenir à celle de Torti, modifiée par Maillot.

Pendant quelque temps, me trouvant à court de quinine,
j'ai dû me servir de poudre de quinquina ; je m'en suis si
bien trouvé que j'ai continué à l'employer presque exclusivement, dans les cas de fièvre à longs types, ou de fièvres
irrégulières. En outre de son moindre prix, le quinquina

en nature a une action tonique très prononcée. Il fatigue moins l'estomac, surtout si on a soin de le faire prendre pendant les repas. Je m'étais arrêté aux doses suivantes : de 6 à 8 grammes après le dernier accès ; de 6 à 10 grammes, la veille du jour où le prochain accès était attendu ; puis, si la fièvre ne revenait pas, 4 grammes la veille des jours habituels d'accès pendant un mois.

Le médicament arsenical dont les médecins militaires de l'école de Boudin, disent s'être si bien trouvés en Algérie, m'a toujours paru peu efficace dans les pays tropicaux. J'ai souvent employé l'arsenic, mais à faible dose, souvent interrompue et seulement comme adjuvant du quinquina.

Il est bon d'ajouter au traitement les toniques en général : fer, astringents, amers, etc. L'hydrothérapie donne de très bons résultats. J'ai souvent employé les lotions froides ; je les faisais quelquefois précéder de frictions faites sur tout le corps avec des citrons coupés en deux. Le résultat a été excellent spécialement chez un officier de vaisseau [arrivé au dernier degré de la cachexie paludéenne. J'ai également employé avec beaucoup de succès les bains de lame. Il est arrivé rarement qu'ils aient réveillé les accès, comme on prétend que cela arrive souvent.

Il ne faut guère espérer de guérir la fièvre au Sénégal, l'intoxication paludéenne y est permanente. Mais, avec tous ces soins, on peut du moins faire attendre aux malades le moment heureux du retour en France. C'est le seul vrai remède.

CONCLUSIONS

Il me paraît permis de conclure qu'il existe réellement
des fièvres paludéennes à intermissions prolongées et dont
les accès sont soumis à des types réguliers. Ces types sont
des plus variés. Toutefois le type octane, au moins dans
les pays chauds, est de beaucoup le plus fréquent.

Succédant le plus ordinairement à des fièvres continues,
quotidiennes ou tierces, ces types, en Europe comme sous
les tropiques, peuvent survenir d'emblée. Ils sont généralement très tenaces.

Leur traitement le plus efficace est le quinquina en nature administré la veille des jours habituels d'accès, et
pendant au moins plusieurs semaines après la disparition
des accidents fébriles. Il est très utile d'y ajouter les toniques et l'hydrothérapie.

Imp. A. DERENNE, Mayenne. — Paris, boulevard Saint-Michel, 52.